U0353226

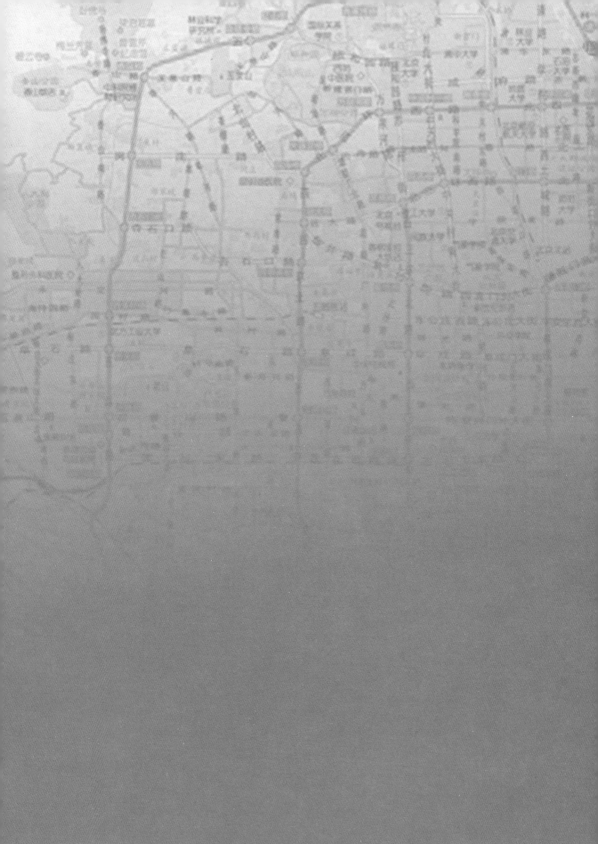

BeiJing
Area

北京医疗
地区机构
信息化

*Informatization
Of Medical
Institutions*

实践
与挑战

*PRACTICE
And
CHALLENGE*

赵 韡 琚文胜

主编

中国言实出版社

图书在版编目(CIP)数据

北京地区医疗机构信息化实践与挑战 / 赵韡,
琚文胜主编. -- 北京：中国言实出版社，2024. 12.
ISBN 978-7-5171-4996-5

Ⅰ. R199.2

中国国家版本馆CIP数据核字第2024C5R720号

北京地区医疗机构信息化实践与挑战

责任编辑：王君宁　史会美
责任校对：王建玲

出版发行：中国言实出版社
　　　　　地　　址：北京市朝阳区北苑路180号加利大厦5号楼105室
　　　　　邮　　编：100101
　　　　　编辑部：北京市海淀区花园北路35号院9号楼302室
　　　　　邮　　编：100083
　　　　　电　　话：010-64924853（总编室）　010-64924716（发行部）
　　　　　网　　址：www.zgyscbs.cn　电子邮箱：zgyscbs@263.net

经　　销：新华书店
印　　刷：北京铭传印刷有限公司
版　　次：2024年12月第1版　　2024年12月第1次印刷
规　　格：710毫米×1000毫米　　1/16　　15.5印张
字　　数：200千字

定　　价：68.00元
书　　号：ISBN 978-7-5171-4996-5

编 委 会

目 录

绪　论

在信息技术迅猛发展的当下，医疗机构信息化建设已成为推动医疗服务质量提升、优化医疗资源配置和加强医疗管理的重要支撑。北京市作为中国的首都，其医疗机构信息化建设不仅对本地市民的健康福祉具有重要影响，同时也是全国医疗信息化发展的标杆。本书从六大维度结合北京地区医疗机构信息化的发展现状全面剖析了当前形势与面临的挑战，旨在总结经验、探索未来发展方向，并为政策制定者、医疗机构管理者及信息技术提供商提供决策参考。

在电子病历领域，编委会通过深入调研，从电子病历的定义和发展历程出发，详细梳理了北京市医疗机构电子病历的应用现状，并探讨了其带来的优势与挑战。在此基础上，预测了电子病历的未来发展趋势，为医疗机构的战略规划提供参考。

针对电子健康档案建设与共享调阅方案，本书重点关注了北京地区的发展现状。阐述了电子健康档案的概念与意义，评估了当前的建设情况，并分析了共享调阅方案的设计与实施过程中的关键问题。同时，对电子健康档案的安全与隐私保护进行了深入探讨。

互联网诊疗作为医疗服务的新模式，在北京地区得到了迅速发展。本书详细阐述了互联网诊疗的概念与发展背景，分析了政策与法规环境，并针对北京地区医院的应用现状进行了深入研究，指出了互联网诊疗的优势与挑战，提出了相应的对策建议。

数据质量是医疗机构信息化建设的基石。本书对北京地区医疗机构的数据质量现状进行了全面评估，分析了数据质量问题的产生原因与影响，并提出了提升数据质量的策略与建议。

基础设施是医疗机构信息化的硬件支撑。本书对北京市医疗机构的基础设施现状进行了评估，并探讨了基础设施对医疗服务质量的影响。在此基础上，提出了优化与升级医疗机构基础设施的策略。

网络安全是信息化建设中的重要环节。本书着重分析了医疗机构网络安全的重要性与面临的挑战，评估了北京市医疗机构网络安全的现状，并总结了网络安全事件的案例与教训。最后提出了加强医疗机构网络安全的措施与建议。

本书的调研开展于 2023 年，在调研过程中，编委会广泛搜集了相关政策法规，整理了数据来源，并明确了研究方法。希望本书能够为北京市乃至全国的医疗卫生机构在信息化建设方面提供有价值的参考，并为推动我国医疗卫生事业高质量发展贡献力量。

第一章　以电子病历为核心的北京地区智慧医疗现状与形势

　　信息化建设已成为医院持续发展、创新的重要突破口，从医院发展的"支撑"角色转变为医院未来发展的"引领"角色。智慧医疗即以电子病历为核心的智慧临床信息化建设，为临床医、护、技提供全面信息化支撑，在智慧医院建设中起到首要作用，是智慧医院建设的核心与基石，目前已纳入三级公立医院考核范围。为推动电子病历建设持续规范发展，我国先后印发了一系列政策文件，如：《关于进一步推进以电子病历为核心的医疗机构信息化建设工作的通知》（国卫办医发〔2018〕20号）、《关于印发电子病历系统应用水平分级评价管理办法（试行）及评价标准（试行）的通知》（国卫办医函〔2018〕1079号）、《国务院办公厅关于推动公立医院高质量发展的意见》（国办发〔2021〕18号）等。电子病历系统应用水平分级评价4级（含）以上医疗机构数量逐年增加。充分说明全国整体智慧医疗水平同比上升并向前发展。目前国内尚未有关于北京市地区电子病历应用现状的深入调查研究，北京市电子病历现状对于反映全国电子病历真实建设水平具备一定的可参考性。

　　基于政策引领和新技术的深化应用，为了解北京市地区智慧医疗电子病历现阶段建设水平，推进地区智慧医疗电子病历规范化、集成化、智能化、全方位有序发展，通过对北京市地区各级医疗机构电子病历建设及应用现状进行摸底调研，剖析发展痛点，总结共性问题，为北京市地区电子病历的建设与发展提供客观依据、建议、方法等。

第一节 北京地区医疗机构基本情况

根据德尔菲法构建评价指标体系，本研究制定调查问卷作为评价工具；将问卷发放给北京市各级医疗机构，以电子病历相关业务系统为研究主体，以北京市各级医疗机构为研究对象，分析北京市医疗机构电子病历现状，包括北京市地区各级医疗机构电子病历整体建设水平、未来应当从哪些方面入手科学提升北京市地区电子病历整体发展水平。为解决上述问题，从五个维度开展调研研究，各研究内容之间的逻辑关系如图 1-1 所示。

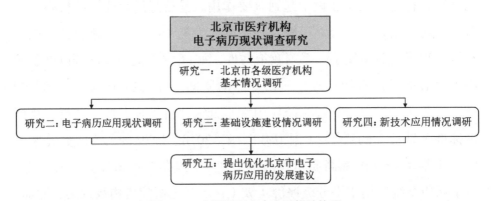

图 1-1 本课题研究内容逻辑结构图

一、参与调查医疗机构行政区域分布

参与本次问卷调查的医疗机构有效样本总量共计 355 家。经统计，本次调查中城区医疗机构样本量 146 家（41.1%）、郊区医疗机构样本量 206

家（58.0%）、未作答属地医疗机构 3 家（0.8%），详细数据见图 1-2。

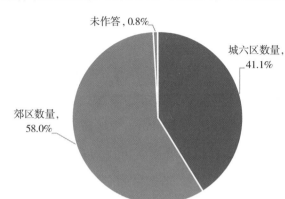

图 1-2 北京市参与调查的医疗机构行政区域分布情况

参与本次问卷调查的医疗机构样本总量共计 355 家，覆盖北京市 16 个行政区划，有效回复问卷 355 份，其中 3 份未作答属地区划，详细数据见图 1-3。

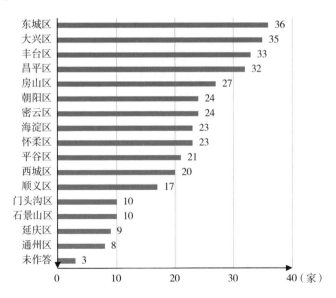

图 1-3 北京市各行政区划参与调查的医疗机构数量分布情况

二、参与调查医疗机构类别

对医疗机构类别属性进行分析，参与本次调查的医疗机构中，综合医院 155 家，占比为 43.7%，专科医院 73 家，占比为 20.6%，其他（主要为社区医院）51 家，占比为 14.4%，中医院（含中西医结合）73 家，占比为 20.6%，未作答医疗机构 3 家，占比为 0.8%。详细数据见图 1-4。

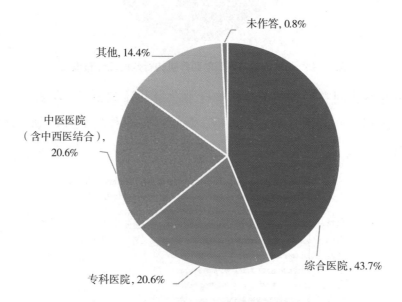

图 1-4 北京市参与调查的医疗机构类别分布情况

参与本次问卷调查的医疗机构样本总量共计 355 家，填写医疗机构类别问卷的共计 352 家，其中综合医院 155 家，占比为 43.7%，专科医院 73 家，占比为 20.6%，其他（主要为社区医院）50 家，占比为 14.1%，中医院 47 家，占比为 13.2%，中西医结合医院 26 家，占比为 7.3%，民族医院 1 家，占比为 0.3%，未作答医疗机构 3 家，占比为 0.8%。详细数据见图 1-5。

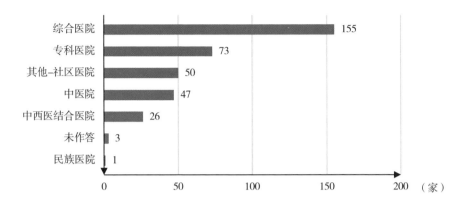

图 1-5 北京市参与调查的医疗机构类别属性分布情况

三、参与调查医疗机构性质

对医疗机构性质进行分析，参与本次调查的医疗机构公立医院 243 家，占比为 68.5%，民营医院 83 家，占比为 23.4%，企事业医疗机构 28 家，占比为 7.9%，未作答医疗机构 1 家，占比为 0.3%。详细数据见图 1-6。

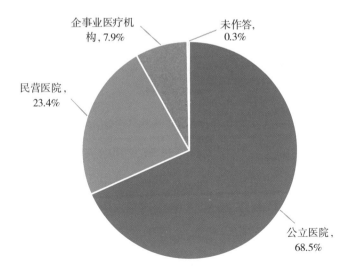

图 1-6 北京市参与调查的医疗机构性质分布情况

四、参与调查医疗机构级别

按照医疗机构级别划分，参与本次调查的医疗机构共计355家，三级医院92家，占比为25.9%，二级医院70家，占比为19.7%，一级医院155家，占比为43.7%，未定级医院32家，占比为9.0%，未作答医院6家，占比为1.7%。详细数据见图1-7。

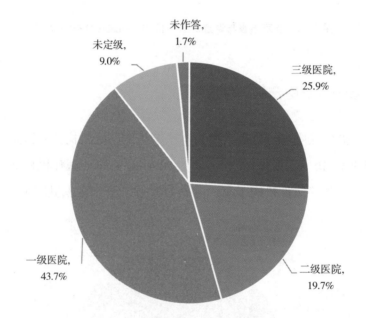

图1-7　北京市参与调查的医疗机构级别分布情况

参与本次调查的医疗机构共计355家，其中三级甲等医院57家，三级乙等医院13家，三级丙等医院22家，二级甲等医院38家，二级乙等医院12家，二级丙等医院20家，一级医院155家，未定级医院32家，未作答医院6家。详细数据及占比见图1-8、表1-1。

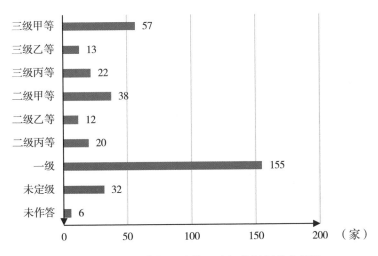

图 1-8 北京市参与调查的医疗机构级别分布情况

表 1-1 北京市参与调查的医疗机构级别分布情况

三级医院	医院数量	比例	二级医院	医院数量	比例	一级医院	医院数量	比例
三级甲等	57	16.06%	二级甲等	38	10.70%	一级	155	43.66%
三级乙等	13	3.66%	二级乙等	12	3.38%	未测评	32	9.01%
三级丙等	22	6.20%	二级丙等	20	5.63%	未作答	6	1.69%
合计	92	25.92%	合计	70	19.72%			

五、参与调查医疗机构核定床位数

参与本次调查的 355 家医疗机构的床位规模，小于等于 50 张床位的为 159 家，占比为 44.8%，51—100 张床的为 36 家，占比为 10.1%，101—200 张床的为 31 家，占比为 8.7%，201—300 张床的为 29 家，占比为 8.2%，301—500 张床的为 31 家，占比为 8.7%，501—1000 张床的为 43 家，占比为 12.1%，1001—2000 张床的为 22 家，占比为 6.2%，2000 张以上床位数的为 4 家，占比为 1.1%。详细数据见图 1-9。

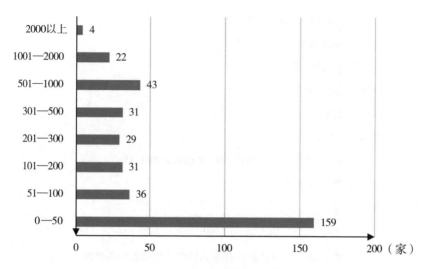

图1-9　北京市参与调查的医疗机构核定床位数分布情况

将不同等级医院进行对比分析，参与本次调查的 355 家医疗机构的床位分布情况如表 1-2 所示。

表 1-2　北京市参与调查的各级医疗机构核定床位分布情况

核定床位数	三级医院	二级医院	一级医院	其他
0—50	1（0.3%）	2（0.6%）	136（38.3%）	20（5.6%）
51—100	3（0.8%）	13（3.7%）	18（5.1%）	2（0.6%）
101—200	5（1.4%）	23（6.5%）	1（0.3%）	2（0.6%）
201—300	8（2.3%）	15（4.2%）	0	6（1.7%）
301—500	17（4.8%）	10（2.8%）	0	4（1.1%）
501—1000	35（9.9%）	6（1.7%）	0	2（0.6%）
1001—2000	19（5.4%）	1（0.3%）	0	2（0.6%）
2000 以上	4（1.1%）	0	0	0

备注：其他＝医疗机构未定级＋医院等级未作答。

三级医院的床位规模以 301—2000 张最多，共 71 家，占比为 20.0%，二级医院的床位规模以 51—300 张最多，共 51 家，为 14.4%，一级医院的床位规模以 0—50 张最多，共 136 家，为 38.3%，详细数据见表 1–3。

表 1–3 北京市参与调查的各级医疗机构核定床位分布情况

核定床位数	三级医院	二级医院	一级医院	其他
0—50	1（0.3%）	2（0.6%）	136（38.3%）	20（5.6%）
51—300	16（4.5%）	51（14.4%）	19（5.4%）	10（2.8%）
301—2000	71（20.0%）	17（4.8%）	0	8（2.3%）
2000 以上	4（1.1%）	0	0	0

备注：其他＝医疗机构未定级＋医院等级未作答。

六、参与调查医疗机构诊治量

（一）参与调查医疗机构 2022 年度门诊总人次

参与本次调查的 355 家医疗机构门诊总人次数，5 万以下的最多，共 94 家，占比为 26.5%；其次是 20 万—50 万人次，共 72 家，占比为 20.3%；再次是 5 万—10 万人次，共 59 家，占比为 16.%；300 万以上的仅 3 家，占比为 0.8%。详细数据见图 1–10。

按照不同等级医院对比分析，三级医院和三级以下医院年度门诊总人次数的分布有明显差别。三级医院门诊总人次数以 20 万—300 万居多，共 79 家，所占比例之和为 22.3%。三级以下医院门诊总人次数均以 50 万以下居多，共 249 家，所占比例为 70.1%。详细数据见表 1–4。

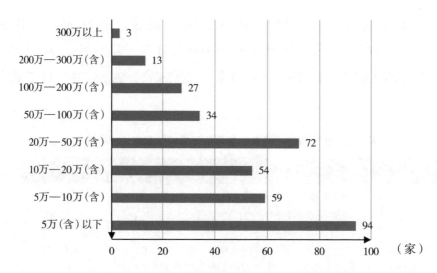

图1-10 北京市参与调查的医院门诊总人次分布情况

表1-4 北京市参与调查的各级医院门诊总人次分布情况

门诊人次数	三级医院	二级医院	一级医院	其他
5万（含）以下	4（1.1%）	24（6.8%）	51（14.4%）	15（4.2%）
5万—10万（含）	4（1.1%）	10（2.8%）	42（11.8%）	3（0.8%）
10万—20万（含）	2（0.6%）	8（2.3%）	37（10.4%）	6（1.7%）
20万—50万（含）	19（5.4%）	19（5.4%）	24（6.8%）	10（2.8%）
50万—100万（含）	26（7.3%）	7（2.0%）	0	1（0.3%）
100万—200万（含）	22（6.2%）	2（0.6%）	0	3（0.8%）
200万—300万（含）	12（3.4%）	0	1（0.3%）	0
300万以上	3（0.8%）	0	0	0

备注：其他＝医疗机构未定级＋医院等级未作答。

（二）参与调查医疗机构2022年度出院总人次

参与本次调查的355家医疗机构出院总人次数，200以下的最多，共179家，占比为50.4%；其次是2000—10000人次，共45家，占比为12.7%。详细数据见图1-11。

按照不同等级医院对比分析，三级医院和三级以下医院的出院总人次存在较大差异，三级医院出院人次在 2000 以上数量最多，共 86 家，占比为 24.2%；二级医院出院人次在 200—2000 数量最多，共 30 家，占比为 8.5%；一级医院出院人次在 200 以下数量最多，共 140 家，占比为 39.4%。详细数据见表 1–5。

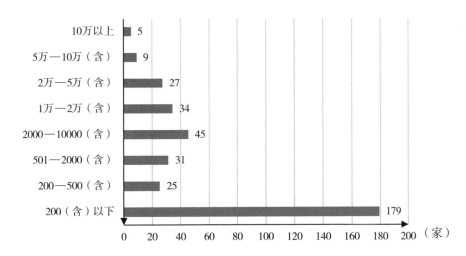

图 1–11 北京市参与调查的医疗机构出院总人次分布情况

表 1–5 北京市参与调查的各级医疗机构出院总人次分布情况

出院人次数	三级医院	二级医院	一级医院	其他
200（含）以下	1（0.3%）	19（5.4%）	140（39.4%）	19（5.4%）
201—500（含）	2（0.6%）	10（2.8%）	10（2.8%）	3（0.8%）
501—2000（含）	3（0.8%）	20（5.6%）	5（1.4%）	3（0.8%）
2001—10000（含）	25（7.0%）	13（3.7%）	0	7（2.0%）
1 万—2 万（含）	27（7.6%）	4（1.1%）	0	3（0.8%）
2 万—5 万（含）	20（5.6%）	4（1.1%）	0	3（0.8%）
5 万—10 万（含）	9（2.5%）	0	0	0
10 万以上	5（1.4%）	0	0	0

备注：其他＝医疗机构未定级＋医院等级未作答。

七、参与调查医疗机构近五年的年均收入

本年度参与调查近五年平均收入的医疗机构共 355 家，其中平均年收入（医疗收入 + 财政拨款）在 1000 万—5000 万区间的单位数量最多，共 77 家，占比为 21.7%；其次是平均年收入在 5000 万—1 亿的单位，共 61 家，占比为 17.2%；再次是平均年收入在 1000 万以下的单位，共 52 家，占比为 14.6%。详细数据见图 1-12。

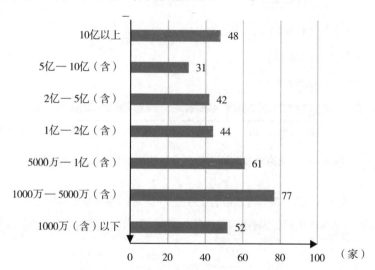

图 1-12　北京市参与调查的医疗机构近五年平均每年收入分布情况

将不同等级医院进行对比分析，一级医院近五年平均收入在 1000 万—1 亿区间的数量最多，共 97 家，占比为 27.3%；二级医院平均收入在 1 亿—5 亿之间的数量最多，共 30 家，占比为 8.5%；三级医院平均收入在 5 亿以上的数量最多，共 60 家，占比为 16.9%。详细数据见表 1-6。

表 1-6　北京市参与调查的各级医疗机构近五年的平均每年收入分布情况

近五年平均年收入	三级医院	二级医院	一级医院	其他
1000 万（含）以下	4（1.1%）	8（2.3%）	30（8.5%）	10（2.8%）
1000 万—5000 万（含）	5（1.4%）	10（2.8%）	57（16.1%）	5（1.4%）
5000 万—1 亿（含）	2（0.6%）	11（3.1%）	40（11.3%）	8（2.3%）
1 亿—2 亿（含）	3（0.8%）	15（4.2%）	21（5.9%）	5（1.4%）
2 亿—5 亿（含）	18（5.1%）	15（4.2%）	6（1.7%）	3（0.8%）
5 亿—10 亿（含）	23（6.5%）	6（1.7%）	0	2（0.6%）
10 亿以上	37（10.4%）	5（1.4%）	1（0.28%）	5（1.4%）

备注：其他 = 医疗机构未定级 + 医院等级未作答。

八、参与调查医疗机构信息化投入与规模

（一）参与调查医疗机构近五年在信息化方面的平均投入

本年度参与调查近五年在信息化方面平均投入的医疗机构共 355 家，其中平均投入 50 万以下的数量最多，共 173 家，占比为 48.7%；其次是平均投入在 300 万—500 万之间的，共 32 家，占比为 9.0%；再次是投入在 50 万—100 万之间的，共 31 家，占比为 8.7%，详细数据见图 1-13。

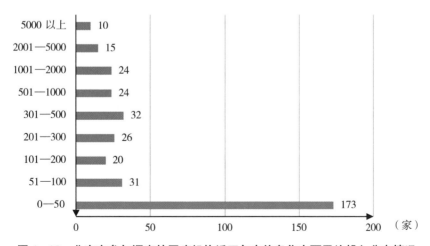

图 1-13　北京市参与调查的医疗机构近五年在信息化方面平均投入分布情况

对不同等级医院进行对比分析，一级医院信息化建设近五年平均投入在 50 万以下数量最多，共 127 家，占比为 35.77%；二级医院信息化建设近五年平均投入在 0—100 万之间数量最多，共 39 家，占比为 10.98%；三级医院信息化建设近五年平均投入在 300 万以上数量最多，共 74 家，占比为 20.85%。详细数据见表 1-7。

表 1-7 北京市参与调查的各级医疗机构近五年在信息化方面平均投入分布情况

近五年平均投入	三级医院	二级医院	一级医院	其他
50 万（含）以下	3（0.8%）	20（5.6%）	127（35.8%）	23（6.5%）
50 万—100 万（含）	5（1.4%）	19（5.4%）	2（0.6%）	5（1.4%）
100 万—200 万（含）	10（2.8%）	7（2.0%）	3（0.8%）	0
200 万—300 万（含）	0	8（2.3%）	16（4.5%）	2（0.6%）
300 万—500 万（含）	13（3.7%）	11（3.1%）	5（1.4%）	3（0.8%）
500 万—1000 万（含）	17（4.8%）	4（1.1%）	0	3（0.8%）
1000 万—2000 万（含）	21（5.9%）	1（0.3%）	2（0.6%）	0
2000 万—5000 万（含）	13（3.7%）	0	0	2（0.6%）
5000 万以上	10（2.8%）	0	0	0

备注：其他＝医疗机构未定级＋医院等级未作答。

（二）参与调查医疗机构开展信息化建设以来信息化累计投入资金

本年度参与调查开展信息化建设以来信息化累计投入资金（包含软件系统和硬件购置）的医疗机构共 355 家，其中累计投入 50 万以下的数量最多，共 86 家，占比为 24.2%；其次是投入在 5000 万以上的，共 54 家，占比为 15.2%；再次是投入在 2000 万—5000 万的，共 47 家，占比为 13.2%。详细数据见图 1-14。

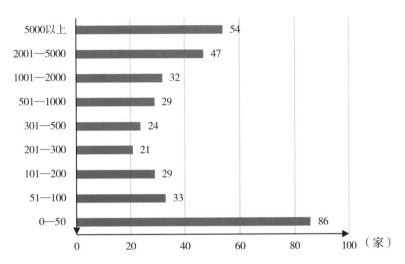

图 1-14 北京市参与调查的医疗机构信息化累计投入资金分布情况

对不同等级医院进行对比分析，一级医院信息化建设累计投入在 0—100 万之间的数量最多，共 102 家，占比为 28.7%；二级医院信息化建设累计投入在 1000 万—2000 万之间的数量最多，共 17 家，占比为 4.8%；三级医院信息化建设累计投入在 2000 万以上的数量最多，共 75 家，占比为 21.3%。详细数据见表 1-8。

表 1-8 北京市参与调查的各级医疗机构信息化累计投入资金分布情况

信息化累计投入	三级医院	二级医院	一级医院	其他
50 万（含）以下	1（0.3%）	3（0.8%）	73（20.6%）	9（2.5%）
50 万—100 万（含）	0	2（0.6%）	29（8.2%）	2（0.6%）
100 万—200 万（含）	0	5（1.4%）	16（4.5%）	8（2.3%）
200 万—300 万（含）	1（0.3%）	3（0.8%）	15（4.2%）	2（0.6%）
300 万—500 万（含）	3（0.8%）	10（2.8%）	9（2.5%）	2（0.6%）
500 万—1000 万（含）	6（1.7%）	13（3.7%）	7（2.0%）	3（0.8%）
1000 万—2000 万（含）	6（1.7%）	17（4.8%）	4（1.1%）	5（1.4%）
2000 万—5000 万（含）	29（8.2%）	14（3.9%）	0	4（1.1%）
5000 万以上	46（13.0%）	3（0.8%）	2（0.6%）	3（0.8%）

备注：其他＝医疗机构未定级＋医院等级未作答。

（三）参与调查医疗机构信息化部门职工人数（不含厂商）

本年度参与调查信息化部门职工人数（不含厂商）的医疗机构共355家，其中信息化部门职工数量为1—2人的数量最多，共156家，占比为43.9%；其次是数量为3—5人的，共79家，占比为22.3%；再次是数量为6—10人的，共53家，占比为14.9%。详细数据见图1-15。

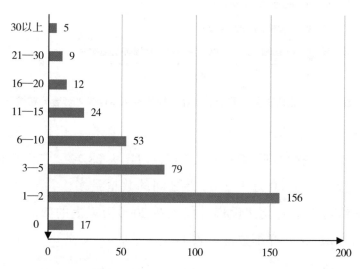

图1-15 北京市参与调查的医疗机构信息化部门职工人数（不含厂商）情况

对不同等级医院进行对比分析，一级医院信息化部门职工人数为1—2人的数量最多，共121家，占比为34.1%；二级医院信息化部门职工人数为1—2人的共35家，占比为9.9%；三级医院信息化部门职工人数为11—30人的共43家，占比为12.1%。详细数据见表1-9。

表1-9 北京市参与调查的各级医疗机构信息化部门职工人数（不含厂商）情况

信息部门人数	三级医院	二级医院	一级医院	其他
0	0	1（0.3%）	14（3.9%）	2（0.6%）
1—2	1（0.3%）	15（4.2%）	121（34.1%）	19（5.4%）
3—5	13（3.7%）	35（9.9%）	19（5.4%）	12（3.4%）

续表

信息部门人数	三级医院	二级医院	一级医院	其他
6—10	35（9.9%）	15（4.2%）	1（0.3%）	2（0.6%）
11—15	21（5.9%）	2（0.6%）	0	1（0.3%）
16—20	11（3.1%）	1（0.3%）	0	0
21—30	8（2.3%）	0	0	1（0.3%）
30 以上	3（0.8%）	1（0.3%）	0	1（0.3%）

备注：其他 = 医疗机构未定级 + 医院等级未作答。

（四）参与调查医疗机构信息化部门厂商派驻人数

本年度参与调查信息化部门厂商派驻人数的医疗机构共 355 家，其中派驻数量为 0 人的数量最多，共 220 家，占比为 62.0%；其次是派驻人员数量为 1—2 人的，共 81 家，占比为 22.8%。详细数据见图 1-16。

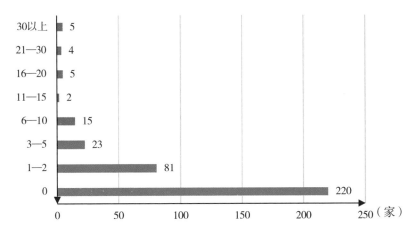

图 1-16 北京市参与调查的医疗机构信息化部门厂商派驻人数情况

对不同等级医院进行对比分析，一级医院厂商派驻人员为 0 人的数量最多，共 129 家，占比为 36.3%；二级医院厂商派驻人员情况与一级医院类似；厂商派驻人员数量大于 5 人的多为三级医院。详细数据见表 1-10。

表1-10　北京市参与调查的各级医疗机构信息化部门厂商派驻人数情况

信息部门厂商人数	三级医院	二级医院	一级医院	其他
0	18（5.1%）	45（12.7%）	129（36.3%）	28（7.9%）
1—2	26（7.3%）	24（6.8%）	24（6.8%）	7（2.0%）
3—5	20（5.6%）	1（0.3%）	1（0.3%）	1（0.3%）
6—10	13（3.7%）	0	1（0.3%）	1（0.3%）
11—15	2（0.6%）	0	0	0
16—20	4（1.1%）	0	0	1（0.3%）
21—30	4（1.1%）	0	0	0
30以上	5（1.4%）	0	0	0

备注：其他＝医疗机构未定级＋医院等级未作答。

九、参与调查医疗机构电子病历评级情况

本年度参与调查的医疗机构中，通过电子病历系统进行评级的共355家，其中未测评单位数量最多，共181家，占比为51.0%；其次是3级测评单位数量，共58家，占比为16.3%。详细数据见图1-17。

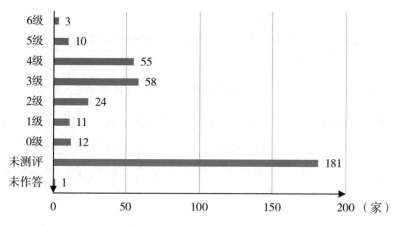

图1-17　北京市参与调查的各级医疗机构最近一年电子病历系统功能应用水平分级评价情况

对不同等级医院进行对比分析，未测评单位中一级医院数量最多，共144家，占比为40.6%；3级测评单位中二级医院数量最多，共30家，占比为8.5%；4级测评单位中三级医院数量最多，共50家，占比为14.1%；已定级医院中5级及以上测评单位基本均为三级医院，数量为12家，占比为3.4%。详细数据见表1-11。

表1-11　北京市参与调查的各级医疗机构最近一年电子病历系统功能应用水平分级评价情况

电子病历评级	三级医院	二级医院	一级医院	其他
未测评	1（0.3%）	12（3.4%）	144（40.6%）	24（6.8%）
0级	1（0.3%）	5（1.4%）	6（1.7%）	0
1级	0	6（1.7%）	3（1.4%）	2（0.6%）
2级	5（1.4%）	14（3.9%）	0	2（0.6%）
3级	23（6.5%）	30（8.5%）	1（0.3%）	4（1.1%）
4级	50（14.1%）	3（0.8%）	0	2（0.6%）
5级	10（2.8%）	0	0	0
6级	2（0.6%）	0	0	1（0.3%）
未作答	0	0	0	1（0.3%）

备注：其他＝医疗机构未定级＋医院等级未作答。

第二节　北京市医疗机构电子病历应用现状

一、参与调查医疗机构电子病历集成化建设情况

（一）系统集成化情况

受访医院中，59.7%的医院HIS系统和电子病历系统是由同一开发方提供支持的，38.9%的医院HIS系统和电子病历系统是由不同开发方分别提供支持的，1.4%的医院未填写，详见图1-18。

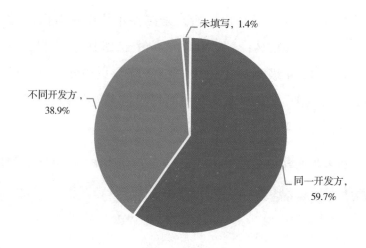

图 1-18　HIS 系统和电子病历系统集成化情况

　　但不同级别的医院中，三级医院 HIS 系统和电子病历系统选择不同开发商的比例（53.3%）要高于其他医院（33.8%），详见表 1-12。

表 1-12　不同级别医院 HIS 系统和电子病历系统集成化情况

	三级医院	三级以下及未定级医院
同一开发方	42（45.7%）	170（64.6%）
不同开发方	49（53.3%）	89（33.8%）
未填写	1（1.0%）	4（1.5%）

（二）系统集成化方式

　　受访医院中，"数据集成"是应用数量最多的系统间集成方式，之后依次为"界面集成""数据库集成（视图或存储过程）""业务流程集成"，应用占比均超过了受访医院总数的三分之一，说明常规的集成方式应用成熟度较高。而"API 集成"和"SOA 集成（面向服务的架构）"应用数量较少，均仅占受访医院总数的十分之一左右，说明这两种集成方式在医疗领域方向的应用尚不成熟，详见图 1-19。

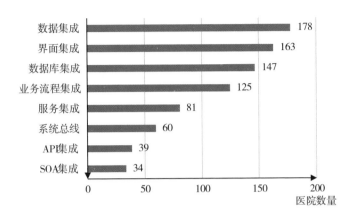

图 1-19　系统间集成方式应用情况

不同级别的医院中，三级医院对各种集成方式应用的比例均高于其他医院，说明三级医院信息系统的整体集成程度高于其他医院。不同级别的医院中，应用比例最高的三种集成方式均为"数据集成""数据库集成""界面集成"，应用比例最低的三种集成方式均为"SOA 集成""API集成""系统总线"，说明尽管医院级别不同，但针对不同类型的集成方式，在应用上有相似的趋势性。详见图 1-20。

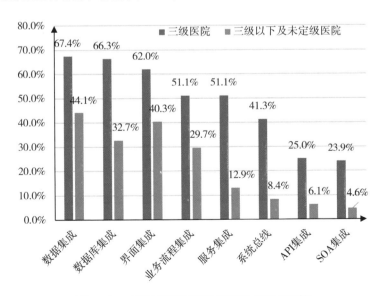

图 1-20　不同级别医院系统间集成方式比较

（三）数据中心建设情况

1. 数据中心建设情况

受访医院中，仅有 20.0% 的医院建立了数据中心，76.6% 的医院未建立数据中心，3.4% 的医院未填写，详见图 1–21。

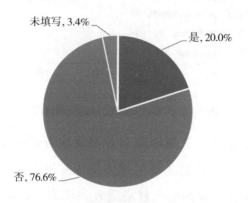

未填写，3.4%

是，20.0%

否，76.6%

图 1–21　医院建设数据中心情况

不同级别的医院中，数据中心建设覆盖率差异较大，三级医院数据中心建设覆盖率（47.8%）明显高于三级以下及未定级医院（10.3%）。但三级医院中仍有 52.2% 未建设数据中心，三级以下及未定级医院中未建设数据中心的比例高达 85.2%，详见表 1–13。

表 1–13　不同级别医院数据中心建设情况

	三级医院	三级以下及未定级医院
已建设数据中心	44（47.8%）	27（10.3%）
未建设数据中心	48（52.2%）	224（85.2%）
未填写	0	12（4.5%）

已建设数据中心的受访医院中，三级医院的数据中心对不同类型技术架构应用的比例均高于其他医院，说明三级医院数据中心对不同技术的接纳程度和技术应用成熟度均高于其他医院。其中，"ODS（操作数据存储 Operation Data Store）"和"DW（数据仓库 Data Warehouse）"是

三级医院使用最多的两种技术架构，应用占比均超过了已建医院总数的 50%。"Hadoop""Elasticsearch""DM（数据集市 Data Mart）""Hive""H Base""MongoDB""DL（数据湖 Data Lake）"等技术架构也有较多三级医院使用，应用占比介于 30% 至 40% 之间。"GreenPlum""Flink"是应用比例较低的技术架构，在三级医院中的应用占比均低于 10%，如图 1-22 所示。

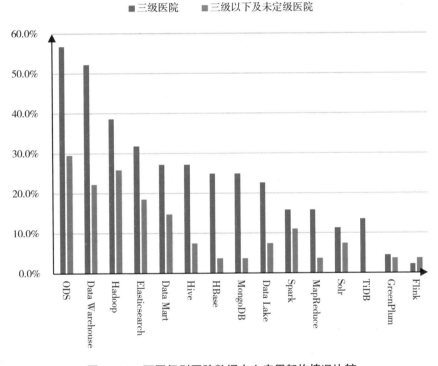

图 1-22　不同级别医院数据中心应用架构情况比较

"ETL（提取转换加载 Extract-Transform-Load）"是多数医院采用的数据获取技术，其中三级医院应用比例高达 81.8%。其次，"消息机制"和 "CDC（数据变更捕获 Change Data Capture）"的数据获取技术也有多家医院使用，在应用数量上依次递减。与此同时，也有其他数据获取技术被部分医院使用，如发布订阅技术等，如图 1-23 所示。

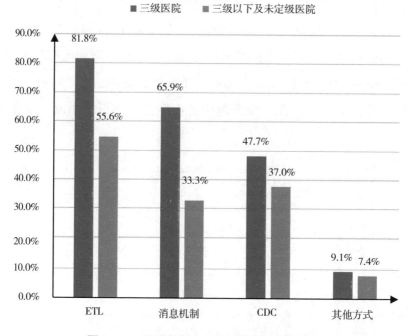

■ 三级医院　■ 三级以下及未定级医院

图1-23　医院数据中心数据获取采用的技术

2. 数据中心功能建设情况

在数据中心功能建设方面，大多数医院重点关注基础功能建设，而在不同级别的医院中，三级医院数据中心功能丰富程度明显高于其他医院，如图1-24所示。其中，"数据统一管理"功能作为数据中心的基础功能，是各级医院建设比例最高的功能，三级医院建设占比高达86.4%，三级以下及未定级医院占比高达85.2%。此外，"数据可视展示""统一数据接口""数据综合治理"等常规功能也是三级医院中建设比例较高的功能。而"数据资产管理""数据质量评估""海量数据计算"等高阶功能建设比例较低，尤其三级以下及未定级医院，建设覆盖率基本在10%以下，说明在数据中心高阶功能建设方面仍有较大的提升空间。

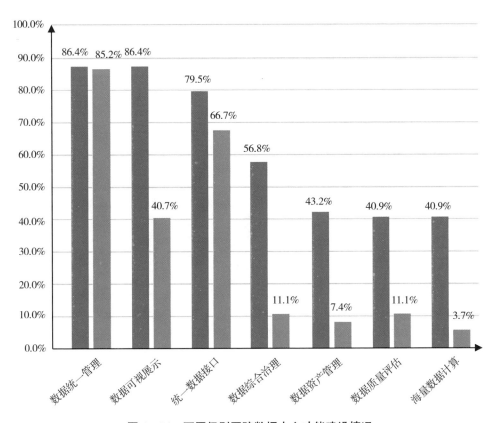

图 1-24　不同级别医院数据中心功能建设情况

在数据中心治理方法上，采用数量最多的三种方法是"数据访问和共享权限管理""数据安全管理""数据隐私保护管理"，这三种方法均为安全治理方法，说明各级医院对数据安全治理重视程度较高。而"数据治理规范管理"和"数据全生命周期管理"这两种方法采用比例最低，尤其对于三级以下及未定级医院，采用比例不足 10%，如图 1-25 所示。调研数据反映了医院数据治理体系不够完善，尽管在数据安全治理方面关注较多，但在数据溯源和规范化管理上仍有欠缺。

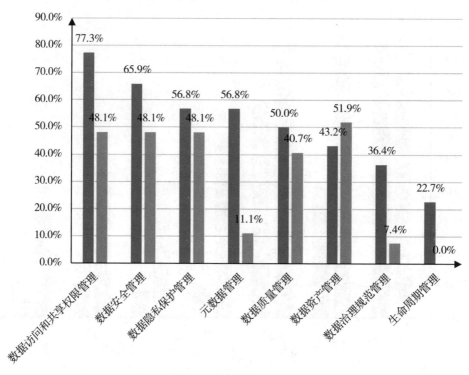

图1-25 不同级别医院数据中心治理方法

3. 数据中心对外提供应用服务情况

在数据中心对外提供应用服务方面，三级医院数据中心提供应用服务的丰富程度略高于其他医院，但大多数医院仍主要面向临床医疗和运营管理提供服务，如图1-26所示。其中，面向临床医疗的"临床数据统一浏览"，是各级医院数据中心对外提供最多的应用服务，三级医院应用比例高达93.2%，三级以下及未定级医院应用比例为70.4%。面向运营管理的应用占比也相对较高，包括"医院决策数据支持""医院运营分析"，在三级医院中应用占比均为72.7%。面向医疗安全和科研方向也具备一定应用，如"危急值管理""医疗质量与安全数据分析""不良反应监测""科研数据检索和应用"等，但应用比例都不高，均未超过受访医院的 50%。面向医保等特色方向的应用最为不足，如"DRG 综合分析""费用合规分析"等，仅有极少数医院关注。调研数据反映了各级医院数据中心对外提供的应用服务场景多元化存在不足，数据价值尚未充分释放。

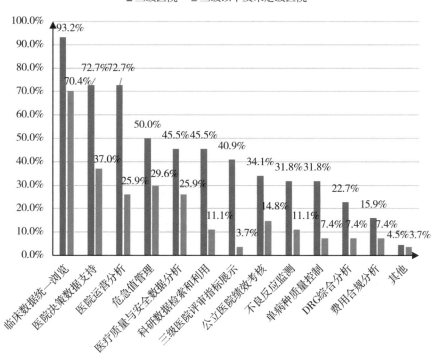

图 1-26　不同级别医院数据中心对外提供应用服务情况

二、参与调查医疗机构电子病历功能性建设情况

（一）信息系统总体建设情况

本次调研涉及以电子病历为核心建设的系统共计 19 个，调研系统的范围涵盖医生、护士、检验、检查、手术、专科、智能决策的相关系统，

具体包括: HIS 系统、电子病历系统、护理信息系统、移动护理系统、临床辅助决策支持系统、检验系统、超声系统、放射系统、心电系统、病理系统、内镜系统、输血系统、康复系统、血透系统、中医治疗系统、重症监护系统、体检系统、手术麻醉系统、病案归档系统。

　　其中, HIS 系统是医院信息化系统建设数量最多的系统,其次为检验系统和电子病历系统,建设数量分别为 350、287 和 270,如图 1-27 所示。建设数据量最少的系统是康复系统,建设数量为 38。整体呈现上,以医护为主的系统覆盖率较高,以医技为主的系统覆盖率一般,以专科为主的系统覆盖率低。

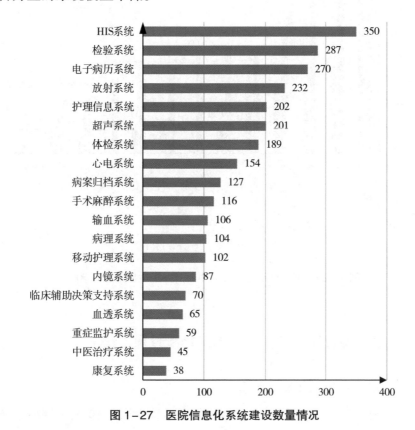

图 1-27　医院信息化系统建设数量情况

　　对所访医院信息化系统的系统稳定性、可扩展性、服务响应能力的满意程度进行综合分析，68.97% 的综合评价为满意，28.01% 的综合评价为一般，3.02% 的综合评价为不满意，详见图 1-28。服务响应能力的平均满意率为 68.1%，其中满意率最高的系统是心电系统（74.8%）、中医治疗系统（74.3%）和病案归档系统（73.5%）；可扩展性的满意率平均为 65.5%，其中满意率最高的系统是病案归档系统（72.6%）、重症监护系统（69.5%）和临床辅助决策支持系统（68.7%）；稳定性的满意率平均为 76.7%，其中满意率最高的系统是病理系统（84.7%）、内镜系统（81.9%）和重症监护系统（81.4%）。具体详见表 1-14 和表 1-15。不同级别医院中，三级医院信息化系统综合满意程度比例（72.6%）要高于其他医院，详见表 1-14。

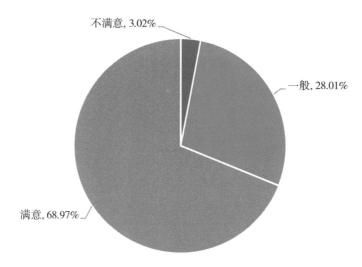

图 1-28　医院信息化系统综合满意度评价

表 1-14　不同级别医院信息化系统满意度评价情况

	三级医院	二级医院	一级医院	未定级医院
满意	2721（72.6%）	1149（68.3%）	1045（62.3%）	534（67.2%）
一般	917（24.5%）	506（30.1%）	562（33.5%）	228（28.7%）
不满意	109（2.9%）	27（1.6%）	70（4.2%）	33（4.2%）

表 1-15 不同系统满意率评价情况

	满意	一般	不满意
HIS 系统			
可扩展性	197（60.2%）	115（35.2%）	15（4.6%）
服务响应能力	207（63.3%）	100（30.6%）	20（6.1%）
稳定性	228（69.1%）	89（27.0%）	13（3.9%）
电子病历系统			
可扩展性	162（62.3%）	89（34.2%）	9（3.5%）
服务响应能力	171（65.8%）	79（30.4%）	10（3.8%）
稳定性	189（72.4%）	65（24.9%）	7（2.7%）
护理信息系统			
可扩展性	121（60.5%）	73（36.5%）	6（3.0%）
服务响应能力	126（63.0%）	64（32.0%）	10（5.0%）
稳定性	142（71.0%）	55（27.5%）	3（1.5%）
移动护理系统			
可扩展性	66（64.1%）	36（35.0%）	1（1.0%）
服务响应能力	67（65.7%）	31（30.4%）	4（3.9%）
稳定性	81（78.6%）	21（20.4%）	1（1.0%）
临床辅助决策支持系统			
可扩展性	46（68.7%）	21（31.3%）	0（%）
服务响应能力	48（71.6%）	17（25.4%）	2（3.0%）
稳定性	52（76.5%）	16（23.5%）	0（%）
检验系统 260			
可扩展性	168（64.1%）	89（34.0%）	5（1.9%）
服务响应能力	171（65.8%）	80（30.8%）	9（3.5%）
稳定性	203（77.2%）	57（21.7%）	3（1.1%）
超声系统			
可扩展性	130（68.4%）	54（28.4%）	6（3.2%）
服务响应能力	138（72.6%）	42（22.1%）	10（5.3%）
稳定性	150（78.5%）	36（18.8%）	5（2.6%）

续表

	满意	一般	不满意
放射系统			
可扩展性	142（66.0%）	64（29.8%）	9（4.2%）
服务响应能力	147（69.0%）	53（24.9%）	13（6.1%）
稳定性	169（78.2%）	43（19.9%）	4（1.9%）
心电系统			
可扩展性	94（65.7%）	47（32.9%）	2（1.4%）
服务响应能力	107（74.8%）	32（22.4%）	4（2.8%）
稳定性	116（80.6%）	27（18.8%）	1（0.6%）
病理系统			
可扩展性	67（68.4%）	27（27.6%）	4（4.1%）
服务响应能力	68（69.4%）	25（25.5%）	5（5.1%）
稳定性	83（84.7%）	12（12.2%）	3（3.1%）
内镜系统			
可扩展性	53（63.9%）	27（32.5%）	3（3.6%）
服务响应能力	60（72.3%）	17（20.5%）	6（7.2%）
稳定性	68（81.9%）	14（16.9%）	1（1.2%）
输血系统			
可扩展性	62（63.3%）	35（35.7%）	1（1.0%）
服务响应能力	69（69.0%）	27（27.0%）	4（4.0%）
稳定性	81（81.0%）	18（18.0%）	1（1.0%）
康复系统			
可扩展性	23（67.6%）	11（32.4%）	0
服务响应能力	22（64.7%）	11（32.4%）	1（2.9%）
稳定性	24（70.6%）	10（29.4%）	0
血透系统			
可扩展性	41（65.1%）	22（34.9%）	0
服务响应能力	46（73.0%）	16（25.4%）	1（1.6%）
稳定性	49（77.8%）	14（22.2%）	0

续表

	满意	一般	不满意
中医治疗系统			
可扩展性	24（68.6%）	11（31.4%）	0
服务响应能力	26（74.3%）	9（25.7%）	0
稳定性	26（74.3%）	9（25.7%）	0
重症监护系统			
可扩展性	41（69.5%）	17（28.8%）	1（1.7%）
服务响应能力	39（66.1%）	19（32.2%）	1（1.7%）
稳定性	48（81.4%）	11（18.6%）	0
体检系统			
可扩展性	97（57.7%）	67（39.9%）	4（2.4%）
服务响应能力	104（61.9%）	53（31.5%）	11（6.5%）
稳定性	117（69.6%）	50（29.8%）	1（0.6%）
手术麻醉系统			
可扩展性	64（59.3%）	42（38.9%）	2（1.9%）
服务响应能力	62（57.4%）	43（39.8%）	3（2.8%）
稳定性	81（74.3%）	26（23.9%）	2（1.8%）
病案归档系统			
可扩展性	85（72.6%）	27（23.1%）	5（4.3%）
服务响应能力	86（73.5%）	26（22.2%）	5（4.3%）
稳定性	95（79.8%）	22（18.5%）	2（1.7%）

将满意度转化为得分（满意 =3 分，一般 =2 分，不满意 =1 分），满分 9 分，分值越高代表满意度越好。对得分进行分析发现，总体满意度平均分 7.5 分，不同医院对信息系统的满意度不同，三级医院满意度平均分 8.1 分，三级以下医院满意度平均分 7.0 分。满意度较高的系统集中在专科系统（重症监护系统 8.14 分、移动护理系统 8.08 分、血透系统 7.89 分），满意度较低的系统也集中在专科系统（康复系统 7.16 分，体检系统 6.93 分，中医治疗系统 6.36 分），满意度和系统覆盖率没有必然

联系，例如 HIS 系统建设数量虽然最多，但满意度仅 7.29 分，低于总体满意度的平均分，详见图 1-29。

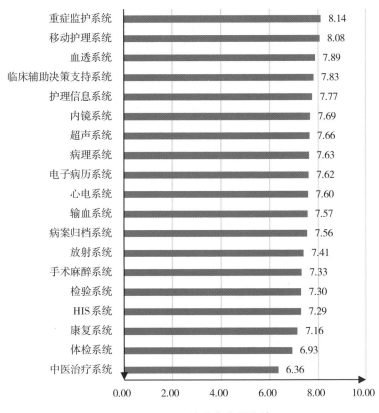

图 1-29　不同系统满意度得分情况

（二）住院医生工作站建设情况

受访医院中，81.97% 的医院建设有住院医生工作站系统功能，10.7% 的医院未建设住院医生工作站系统功能，7.32% 的医院未填写，详见图 1-30。其中，"医嘱处理"是大多数住院医生工作站包含的功能，其次为"病案首页"、"病历书写"、"检查检验报告查询"和"合理用药"功能，如图 1-31 所示。不同级别医院中，三级和二级医院住院医生工作站的建设比例（100.0%）要高于其他医院，详见表 1-16。

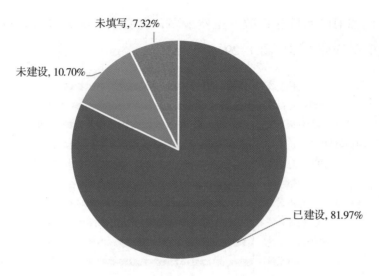

图 1-30　住院医生工作站建设情况

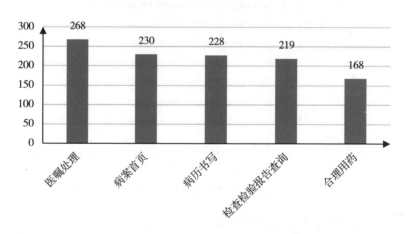

图 1-31　住院医生工作站包含功能

表 1-16　不同级别医院住院医生工作站功能建设情况

	三级医院	二级医院	一级医院	未定级医院
已建设	92（100.0%）	70（100.0%）	93（60.0%）	36（94.7%）
未建设	0	0	37（23.9%）	1（2.6%）
未填写	0	0	25（16.1%）	1（2.6%）

（三）门诊医生工作站建设情况

受访医院中，96.9% 的医院建设有门诊医生工作站系统功能，2.25%的医院未建设门诊医生工作站系统功能，0.85% 的医院未填写，详见图 1-32。其中，"处方开具"是大多数门诊医生工作站的包含功能，其次为"病历书写""检查检验报告查询""医保拦截"和"合理用药"功能，如图 1-33 所示。不同级别医院中，三级医院门诊医生工作站的建设比例（100.0%）要高于其他医院，详见表 1-17。

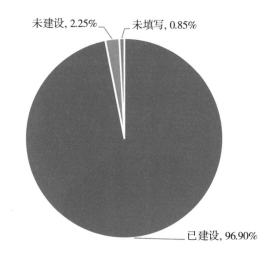

图 1-32　门诊医生工作站建设情况

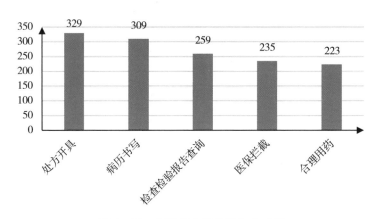

图 1-33　门诊医生工作站包含功能

表 1-17　不同级别医院门诊医生工作站功能建设情况

	三级医院	二级医院	一级医院	未定级医院
已建设	92（100.0%）	69（98.6%）	147（94.8%）	36（94.7%）
未建设	0	0	2（1.3%）	1（2.6%）
未填写	0	1（1.4%）	6（3.9%）	1（2.6%）

（四）急诊医生工作站建设情况

受访医院中，51.27% 的医院建设有急诊医生工作站系统功能，27.89% 的医院未建设急诊医生工作站系统功能，20.85% 的医院未填写，详见图 1-34。其中，"处方开具"是大多数急诊医生工作站的包含功能，其次为"病历书写""检查检验报告查询""医保拦截"和"患者统一视图"功能，如图 1-35 所示。不同级别医院中，三级医院急诊医生工作站的建设比例（92.4%）要高于其他医院，详见表 1-18。

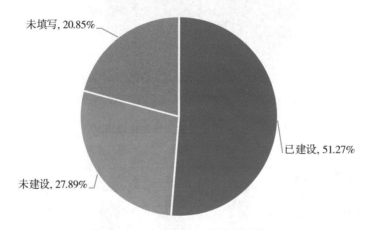

图 1-34　急诊医生工作站建设情况

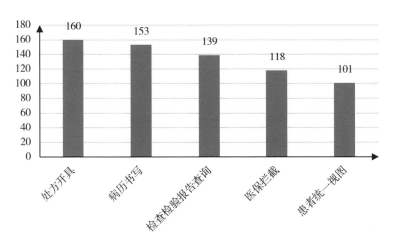

图 1-35 急诊医生工作站包含功能

表 1-18 不同级别医院急诊医生工作站功能建设情况

	三级医院	二级医院	一级医院	未定级医院
已建设	85（92.4%）	37（52.9%）	45（29.0%）	15（39.5%）
未建设	3（3.3%）	16（22.9%）	65（41.9%）	15（39.5%）
未填写	4（4.3%）	17（24.3%）	45（29.0%）	8（21.1%）

（五）护士工作站建设情况

受访医院中，77.75%的医院建设有护士工作站系统功能，10.99%的医院未建设护士工作站系统功能，11.27%的医院未填写，详见图1-36。其中，"出入科管理"是大多数护士工作站的包含功能，其次为"床位管理""体温单记录""护理记录"和"医嘱处理"功能，如图1-37所示。不同级别医院中，三级医院护士工作站的建设比例（98.9%）要高于其他医院，详见表1-19。

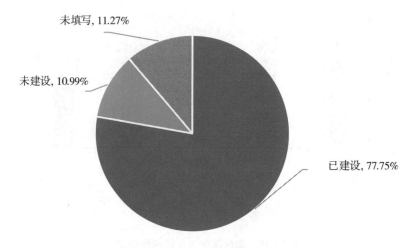

图1-36 护士工作站建设情况

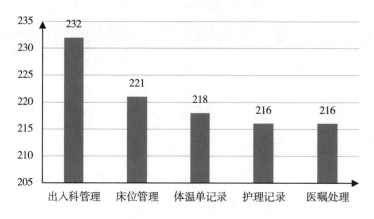

图1-37 护士工作站包含功能

表1-19 不同级别医院护士工作站功能建设情况

	三级医院	二级医院	一级医院	未定级医院
已建设	91（98.9%）	64（91.4%）	92（59.4%）	29（76.3%）
未建设	0	3（4.3%）	30（19.4%）	6（15.8%）
未填写	1（1.1%）	3（4.3%）	33（21.3%）	3（7.9%）

同时，在受访医院的护士工作站集成方面，51.27%的医院护士工作站无集成，9.3%的医院集成在CPOE，9.58%的医院集成在移动护理系统，22.25%的医院集成为其他，7.61%的医院未填写，详见图1-38。其中，集成在CPOE和移动护理系统的主要为三级医院，如图1-39所示，详细数据参见表1-20。

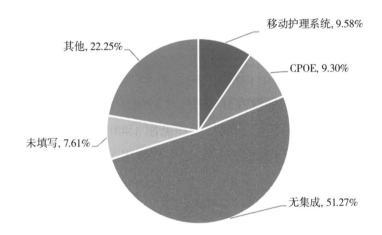

图1-38 护士工作站集成主体情况

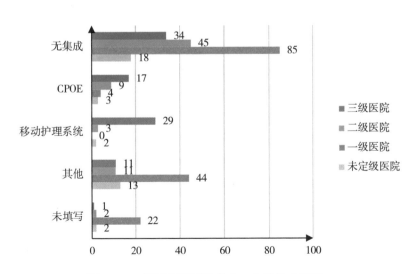

图1-39 不同级别医院护士工作站集成情况

表 1-20　不同级别医院护士工作站集成详细比例

	三级医院	二级医院	一级医院	未定级医院
无集成	34（36.96%）	45（64.29%）	85（54.84%）	18（47.37%）
CPOE	17（18.48%）	9（12.86%）	4（2.58%）	3（7.89%）
移动护理系统	29（31.52%）	3（4.29%）	0（0.00%）	2（5.26%）
其他	11（11.96%）	11（15.71%）	44（28.39%）	13（34.21%）
未填写	1（1.09%）	2（2.86%）	22（14.19%）	2（5.26%）

在受访医院的护理路径建设方面，54.65% 的医院未建设，7.32% 的医院已建设，3.66% 的医院在建设中，2.82% 的医院已规划，25.63% 的医院未规划，5.92% 的医院未填写，详见图 1-40。其中，护理路径"已建设"和"建设中"的主要为三级医院，如图 1-41 所示。不同级别医院中，三级医院护理路径建设比例（14.1%）要高于其他医院，详见表1-21。

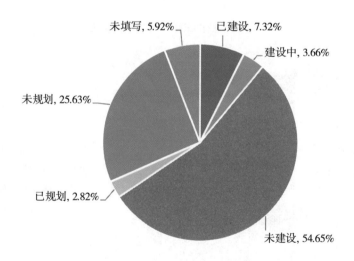

图 1-40　护理路径建设情况

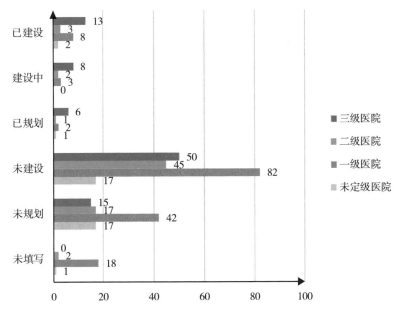

图 1-41　不同级别医院护理路径建设情况

表 1-21　不同级别医院护理路径建设情况比例

	三级医院	二级医院	一级医院	未定级医院
已建设	13（14.1%）	3（4.3%）	8（5.2%）	2（5.3%）
建设中	8（8.7%）	2（2.9%）	3（1.9%）	0
已规划	6（6.5%）	1（1.4%）	2（1.3%）	1（2.6%）
未建设	50（54.3%）	45（64.3%）	82（52.9%）	17（44.7%）
未规划	15（16.3%）	17（24.3%）	42（27.1%）	17（44.7%）
未填写	0	2（2.9%）	18（11.6%）	1（2.6%）

受访医院中，16.34%的医院在医生临床路径基础上拓展实现，43.38%的医院独立于医生临床路径系统建立，40.28%的医院未填写，详见图1-42。不同级别医院中，三级医院在医生临床路径基础上拓展实现的比例（20.7%）要高于其他医院，详见表1-22。

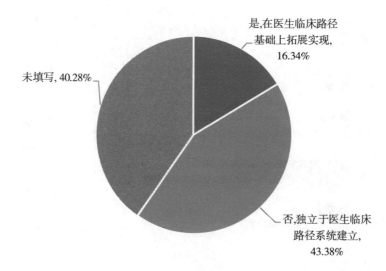

图 1-42　护理路径建立方式

表 1-22　不同级别医院护理路径建立情况比例

	三级医院	二级医院	一级医院	未定级医院
是，在医生临床路径基础上拓展实现	19（20.7%）	8（11.4%）	25（16.1%）	6（15.8%）
否，独立于医生临床路径系统建立	41（44.6%）	37（52.9%）	62（40.0%）	14（36.8%）
未填写	32（34.8%）	25（35.7%）	68（43.9%）	18（47.4%）

受访医院中，20.85%的医院纳入护理路径，32.68%的医院是其他或未纳入，46.48%的医院未填写，详见图1-43。其中，"医生临床诊断"是大多数医院护理路径的纳入触发首选条件，如图1-44所示。不同级别医院中，三级医院护理路径的纳入触发首选条件占比（26.1%）要高于其他医院，详见表1-23。

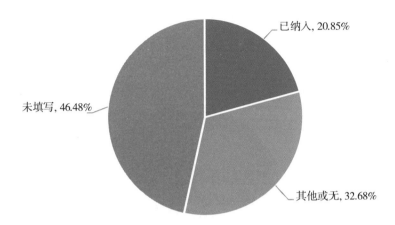

图 1-43 护理路径的纳入情况

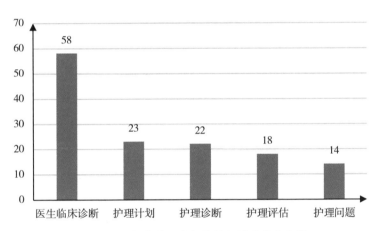

图 1-44 各类护理路径的纳入触发首选条件

表 1-23 不同级别医院护理路径的纳入情况

	三级医院	二级医院	一级医院	未定级医院
已纳入	24（26.1%）	14（20.0%）	30（19.4%）	6（15.8%）
其他或无	19（20.7%）	26（37.1%）	58（37.4%）	13（34.2%）
未填写	49（53.3%）	30（42.9%）	67（43.2%）	19（50.0%）

受访医院中，20.56%的医院护理路径包含六类（护理评估、护理执行、护理计划、健康教育、护理记录、专科观察）功能内容，27.61%的

医院是其他或无，51.83% 的医院未填写，详见图 1-45。其中，"护理评估"和"护理执行"是大多数医院护理路径的纳入触发首选条件，如图 1-46 所示。

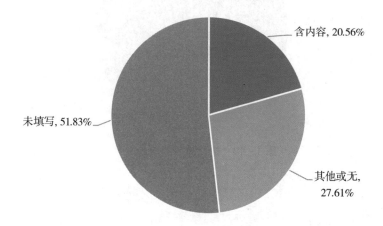

图 1-45　护理路径内容情况

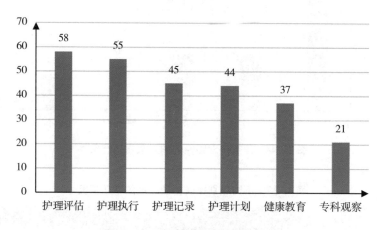

图 1-46　各类护理路径包含内容

（六）检查及影像系统建设情况

1. 检查报告结构化情况

受访医院中，51.83% 的医院已实现检查报告结构化，详见图 1-47。其中，"放射检查系统""超声检查系统"和"心电检查系统"等大型检查系统结构化程度较高，"核医学检查系统""耳鼻喉检查系统""眼科特检系统"等专科检查系统结构化程度较低，如图 1-48 所示。不同级别医院中，三级医院检查报告实现结构化建设比例（79.3%）要高于其他医院，详见表 1-24。

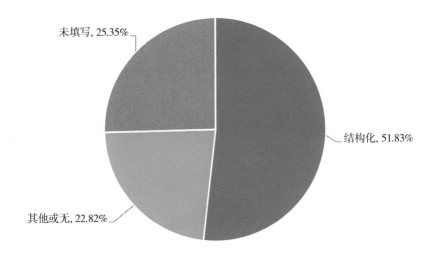

图 1-47　医院检查报告结构化情况

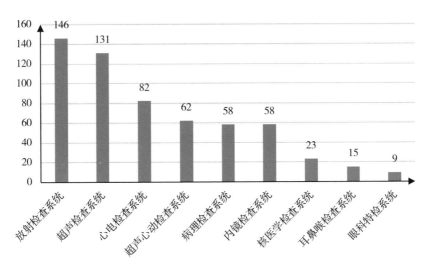

图 1-48　医院检查报告结构化系统情况

表1-24 不同级别医院检查报告结构化建设情况

	三级医院	二级医院	一级医院	未定级医院
结构化	73（79.3%）	40（57.1%）	54（34.8%）	17（44.7%）
其他或无	5（5.4%）	11（15.7%）	50（32.3%）	15（39.5%）
未填写	14（15.2%）	19（27.1%）	51（32.9%）	6（15.8%）

2. 检查影像统一展示情况

受访医院中，42.54% 的医院已实现检查影像集中统一展示，54.08% 的医院未实现，3.38% 的医院未填写，详见图 1-49。其中，不同级别医院中，三级医院实现检查影像集中统一展示比例（77.2%）要高于其他医院，详见表 1-25。

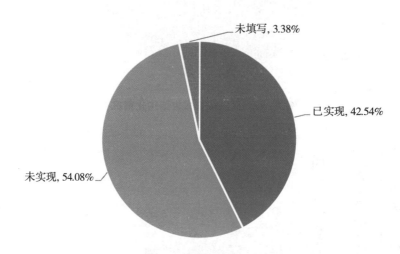

图 1-49 医院实现检查影像集中统一展示情况

表 1-25 不同级别医院检查报告结构化建设情况

	三级医院	二级医院	一级医院	未定级医院
已实现	71（77.2%）	39（55.7%）	23（14.8%）	18（47.4%）
未实现	21（22.8%）	30（42.9%）	122（78.7%）	19（50.0%）
未填写	0	1（1.4%）	10（6.5%）	1（2.6%）

3. 检查影像集中存储情况

受访医院中，47.89%的医院已实现检查影像的集中统一存储，48.54%的医院未实现，3.66%的医院未填写，详见图1-50。其中，不同级别医院中，三级医院实现检查影像集中统一展示比例（77.2%）要高于其他医院，详见表1-26。

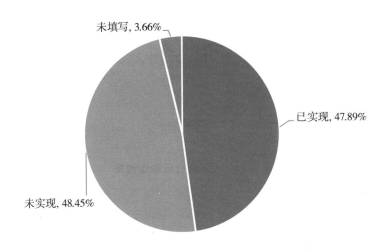

未填写, 3.66%

已实现, 47.89%

未实现, 48.45%

图1-50 医院实现检查影像的集中统一存储情况

表1-26 不同级别医院检查影像的集中统一存储情况

	三级医院	二级医院	一级医院	未定级医院
已实现	73（79.3%）	43（61.4%）	32（20.6%）	22（57.9%）
未实现	19（20.7%）	26（37.1%）	112（72.3%）	15（39.5%）
未填写	0	1（1.4%）	11（7.1%）	1（2.6%）

4. 云影像建设情况

受访医院中，6.2%的医院已建立云影像，90.7%的医院未实现，3.1%的医院未填写，详见图1-51。云影像在不同影像系统上的建设也呈现不均衡的分布，超声、内镜、核医学、病理的云影像覆盖率远低于放射，详见图1-52。不同级别医院中，三级医院已建立云影像比例

（13.0%）要高于其他医院，详见表1-27。

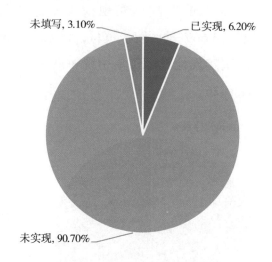

图1-51　医院建立云影像情况

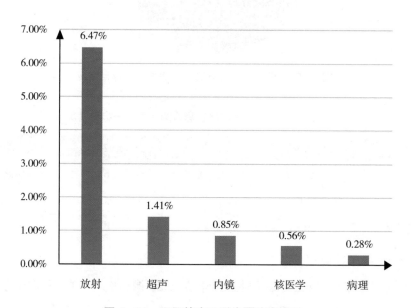

图1-52　不同检查云影像覆盖率情况

表 1-27　不同级别医院建立云影像情况

	三级医院	二级医院	一级医院	未定级医院
已建立	12（13.0%）	3（4.3%）	4（2.6%）	3（7.9%）
未建立	80（87.0%）	65（92.9%）	142（91.6%）	35（92.1%）
未填写	0	2（2.9%）	9（5.8%）	0

5.检查系统智能化应用情况

受访医院中，12.4%的医院检查系统已集成智能影像诊断或智能预后预测，79.15%的医院未实现，8.45%的医院未填写，详见图1-53。其中，不同级别医院中，三级医院检查系统实现集成智能影像诊断或智能预后预测比例（33.7%）要高于其他医院，详见表1-28。

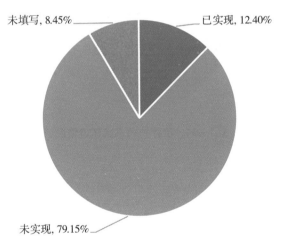

图 1-53　医院检查系统集成智能影像诊断或智能预后预测情况

表 1-28　不同级别医院检查系统集成智能影像诊断或智能预后预测情况

	三级医院	二级医院	一级医院	未定级医院
已实现	31（33.7%）	7（10.0%）	2（1.3%）	4（10.5%）
未实现	58（63.0%）	56（80.0%）	134（86.5%）	33（86.8%）
未填写	3（3.3%）	7（10.0%）	19（12.3%）	1（2.6%）

（七）专科及治疗系统建设情况

受访医院中，63.4%的医院未建立治疗执行系统，30.1%的医院已建立治疗执行系统，6.5%的医院未填写，详见图1-54。其中"体检管理、血液/腹膜透析""中医治疗"类专科系统建设数量相对较多，详见图1-55。"在HIS系统中实现"是大多数治疗执行系统的集成方式，其次为"在专科系统中实现"，如图1-56所示。不同级别医院中，三级医院治疗执行系统的建设比例（53.3%）要高于其他医院，详见表1-29。

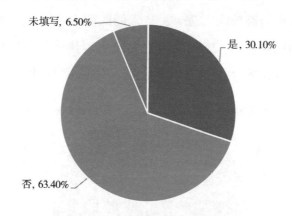

图1-54 治疗执行系统建设情况

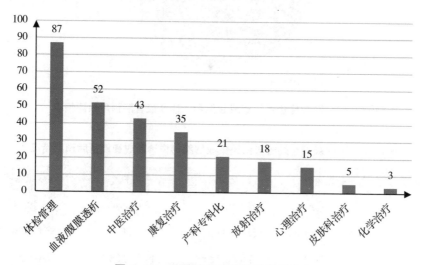

图1-55 不同治疗系统建设数量分布

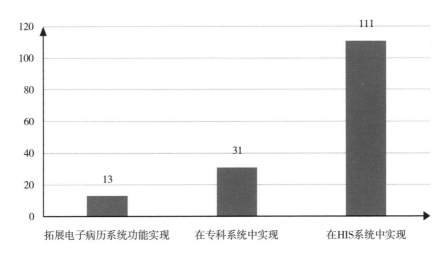

图 1-56　治疗执行系统集成方式

表 1-29　不同级别医院治疗执行系统建设情况

	三级医院	二级医院	一级医院	未定级医院
是	49（53.3%）	21（30.0%）	25（16.1%）	10（31.3%）
否	39（42.4%）	46（65.7%）	116（74.8%）	20（62.5%）
未填写	4（4.3%）	3（4.3%）	14（9.1%）	2（6.3%）

（八）手术麻醉系统建设情况

受访医院中，30.7% 的医院手术麻醉系统除了日常功能之外还建设有其他功能，38.9% 的医院手术麻醉系统除了日常功能外未建设其他功能，30.4% 的医院未填写，详见图 1-57。"工作量和绩效统计"是大多数医院手术麻醉系统除了日常功能之外还建设的其他功能，其次为"术前探视记录"和"预约手术分级管理"，如图 1-58 所示。不同级别医院中，三级医院手术麻醉系统除了日常功能之外建设其他功能的比例（80.4%）要高于其他医院，详见表 1-30。

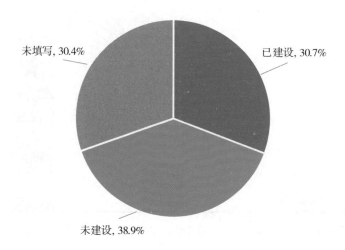

图 1-57　医院手术麻醉系统除了日常功能外其他功能建设情况

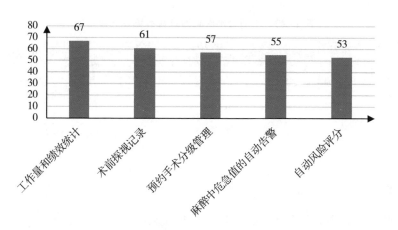

图 1-58　医院手术麻醉系统除了日常功能外其他功能情况

表 1-30　不同级别医院手术麻醉系统除了日常功能外其他功能情况

	三级医院	二级医院	一级医院	未定级医院
已建设	74（80.4%）	18（25.7%）	7（4.5%）	10（26.3%）
未建设	5（5.4%）	23（32.9%）	88（56.8%）	22（57.9%）
未填写	13（14.1%）	29（41.4%）	60（38.7%）	6（15.8%）

（九）闭环管理建设情况

受访医院中，48.7% 的医院信息系统已完成相关业务流程的闭环管理，25.1% 的医院未建设，26.2% 的医院未填写，详见图 1-59。"检验闭环"是大多数医院信息系统完成的业务流程闭环管理功能，其次为"口服药品闭环"和"检查闭环"，如图 1-60 所示。不同级别医院中，三级医院信息系统完成业务流程闭环管理功能的比例（91.3%）要高于其他医院，详见表 1-31。

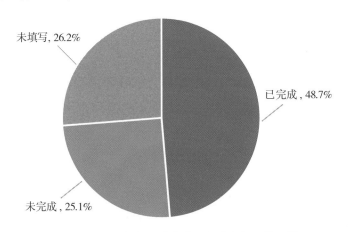

图 1-59 医院信息系统完成业务流程闭环管理情况

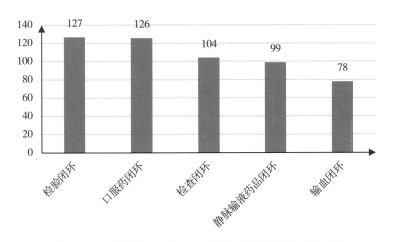

图 1-60 医院信息系统完成业务流程闭环管理功能情况

表 1-31 不同级别医院信息系统完成业务流程闭环管理功能情况

	三级医院	二级医院	一级医院	未定级医院
已完成	84（91.3%）	39（55.7%）	34（21.9%）	16（42.1%）
未完成	2（2.2%）	7（10.0%）	66（42.6%）	14（36.8%）
未填写	6（6.5%）	24（34.3%）	55（35.5%）	8（21.1%）

三、参与调查医疗机构电子病历智能化建设情况

（一）临床决策支持系统应用情况

受访医院中，仅有 32.4% 的医院建立了临床决策支持系统（以下简称 CDSS），51.5% 的医院未建立 CDSS，16.1% 的医院未填写，详见图 1-61。

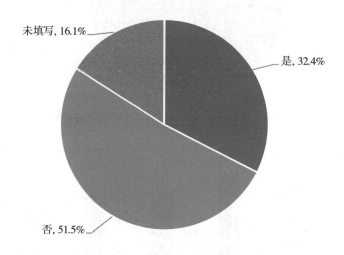

图 1-61 医院 CDSS 建设情况

不同级别的医院中，CDSS 建设覆盖率有一定差异，三级医院 CDSS 建设覆盖率（45.7%）高于三级以下及未定级医院（27.8%）。但三级医院中仍有 43.5% 未建设 CDSS，三级以下及未定级医院中有 54.4% 未建设 CDSS，详见表 1-32。

表 1-32　不同级别医院 CDSS 建设情况

	三级医院	三级以下及未定级医院
已建设 CDSS	42（45.7%）	73（27.8%）
未建设 CDSS	40（43.5%）	143（54.4%）
未填写	10（10.9%）	47（17.9%）

已建设 CDSS 的受访医院中，33.3% 的医院无预警提醒方式，52.4% 的医院预警提醒方式仅为单一的查阅式或弹窗式提醒，4.7% 的医院具备 2 种预警提醒方式，9.5% 的医院具备 3 种及以上的多级预警提醒方式，详见图 1-62。调研数据反映了大多数受访医院 CDSS 建设缺乏分层级预警提醒机制设计，例如：查阅式、标识式、弹窗式、拦截式等，可以进一步丰富加强。

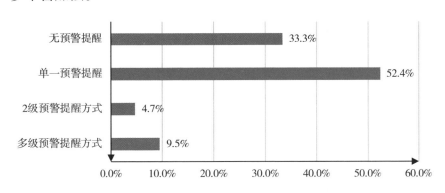

图 1-62　CDSS 预警提醒方式调研

（二）临床决策支持系统智能集成交互情况

已建设 CDSS 的受访医院中，96.5% 的医院 CDSS 与业务系统进行了对接交互，仅有 3.5% 的医院没有将 CDSS 与任何其他业务系统对接交互，如图 1-63 所示。

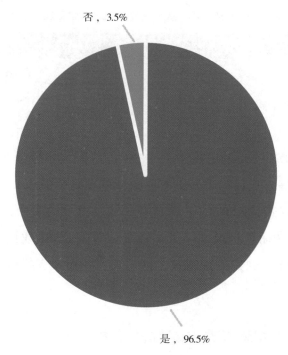

否，3.5%

是，96.5%

图 1-63　CDSS 系统与业务系统对接交互情况

　　经调研统计，三级医院 CDSS 与第三方业务系统平均对接交互数量为 3.9 个，三级以下医院平均数量仅为 0.9 个。其中，"门诊医生站系统""住院医生站系统""护理系统"等临床类系统是对接数量最多的业务系统，"检验系统""放射系统""超声系统""输血系统"等医技类系统对接数量次之，"血透系统""病历质控系统""病理系统""内镜系统""体检系统""康复系统""科研类系统"等其他类别（含治疗类、科研类、管理类）系统是对接数量最少的业务系统，如图 1-64 所示。调研数据反映了 CDSS 与第三方业务系统交互，大多数医院主要集中在临床应用，如医生护士工作站，医技类次之，在治疗类、科研类、医管类、患者类等方向交互应用明显不足。

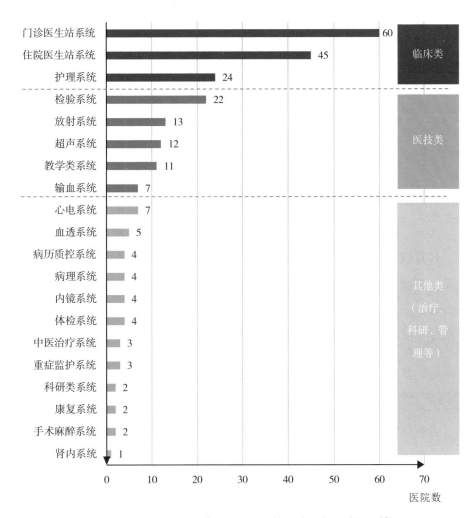

图1-64 与CDSS系统有集成交互的医院业务系统调研情况

（三）规则库建设情况

受访医院中，40.6%的医院信息系统具备规则库，50.7%的医院不具备规则库，8.7%的医院未填写，详见图1-65。

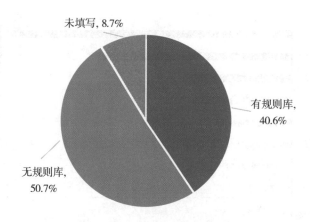

未填写, 8.7%

有规则库,
40.6%

无规则库,
50.7%

图 1-65　医院规则库建设情况

不同级别的医院中，规则库的建设覆盖率差异明显，三级医院信息系统规则库的建设覆盖率（73.9%）显著高于三级以下及未定级医院（28.9%）。但三级医院中仍有 21.7% 无规则库，三级以下及未定级医院中有 60.8% 无规则库，详见表 1-33。

表 1-33　不同级别医院规则库建设情况

	三级医院	三级以下及未定级医院
有规则库	68（73.9%）	76（28.9%）
无规则库	20（21.7%）	160（60.8%）
未填写	4（4.3%）	27（10.3%）

"合理用药规则库"是所有规则库中建设数量最多的，其次是"诊断推荐规则库""检验推荐规则库""检查推荐规则库""风险预警规则库"等，"智能输血规则库"等专科规则库建设数量较少，如图 1-66 所示。少数医院还具备一些其他专科特色规则库，如"前置审方规则库""内涵质控规则库""血透规则库""放射规则库""营养膳食规则库""VTE 预警规则库""传染病预警规则库""医院感染预警规则库""DRG 规则库"等。

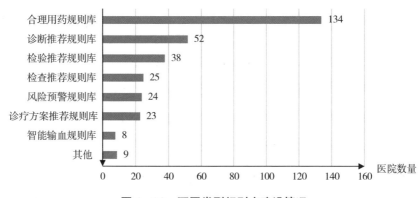

图 1-66　不同类型规则库建设情况

不同级别的医院中，三级医院各个类型规则库建设比例均高于其他医院，说明三级医院规则库的丰富程度高于其他医院，如图 1-67 所示。其中，"合理用药规则库"建设占比最高，三级医院高达 94.1%，三级以下及未定级医院高达 92.1%，但其他类型规则库建设占比均不高。调研数据反映了大多数医院在合理用药规则库建设上已较为完备，但在其他类别如护理类、诊疗类规则库建设方面覆盖率较低。

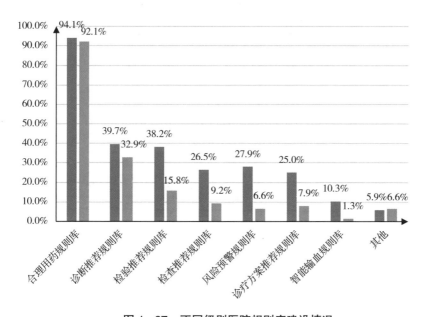

图 1-67　不同级别医院规则库建设情况

（四）知识库建设情况

受访医院中，47.3%的医院尚未建设知识库，24.5%的医院未统一管理知识库，采用业务系统各自内置知识库模式，仅有10.7%的医院以CDSS知识库平台为主建立知识库，6.2%的医院以其他方式建立知识库，如上级部门统一建立等，还有11.3%的医院未填写，详见图1-68。

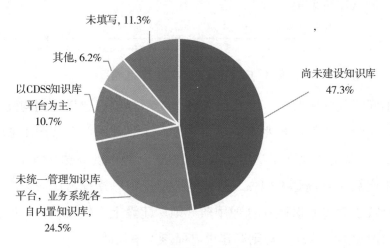

图1-68　医院知识库建设情况

不同级别的医院中，知识库建设覆盖率差异明显，三级医院信息系统知识库的建设覆盖率（63.0%）显著高于三级以下及未定级医院（25.5%）。23.9%的三级医院以CDSS平台为主建设知识库，仅有6.1%的三级以下及未定级医院以CDSS平台为主建设知识库，详见表1-34。

表1-34　不同级别医院知识库建设情况

	三级医院	三级以下及未定级医院
以CDSS知识库平台为主	22（23.9%）	16（6.1%）
未统一管理知识库，系统各自内置知识库	36（39.1%）	51（19.4%）
尚未建设知识库	29（31.5%）	139（52.9%）
其他或未填写	5（5.4%）	57（21.7%）

"药品知识库"是所有知识库中建设数量最多的知识库，其次是"诊断知识库""检验知识库"和"检查知识库"，"病历文书知识库""护理知识库""医技类知识库""循证医学知识库"等建设数量均较少。部分医院还具备一些其他特色知识库，如"中药知识库""治疗知识库""术语症状库""临床路径知识库""气象环境知识库"等，如图1-69所示。

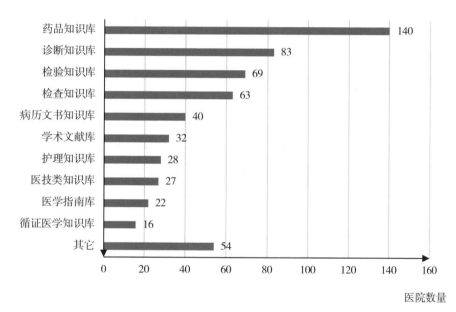

医院数量

图 1-69　不同类型规则库建设情况

不同级别的医院中，三级医院各个类型知识库建设比例均高于其他医院，说明三级医院知识库的丰富程度高于其他医院，如图1-70所示。其中，"药品知识库"建设占比最高，三级医院高达96.8%，三级以下及未定级医院为63.7%。此外，三级医院"检验知识库""检查知识库""诊断知识库"建设比例也较高，均超过了50%，但其余知识库建设比例不高。对于三级以下及未定级医院，除药品外的其余类型知识库建设比例均不高。调研数据反映了大多数医院在药品知识库建设上已较为完备，但在其他类别，如护理类、医技类、医学指南类等知识库建设覆盖率较低，尤其是三级以下及未定级医院，需要进一步丰富提升。

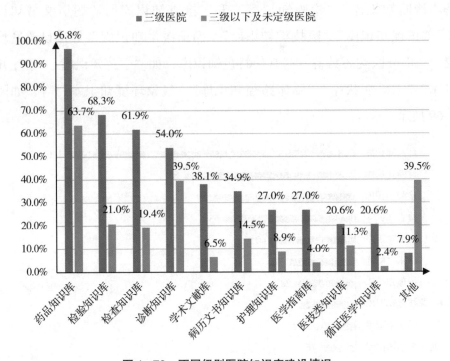

图 1-70　不同级别医院知识库建设情况

四、参与调查医疗机构电子病历医疗管理建设情况

（一）人员权限管理

1.统一集成化的权限管理

受访医院中，57.5% 的医院实现了统一集成化的授权管理，35.8% 的医院尚未实现统一集成化的授权管理，6.7% 的医院未填写，详见图 1-71。

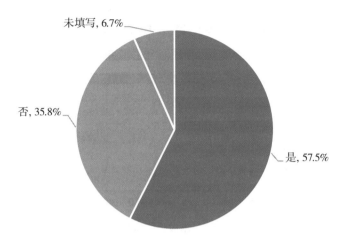

未填写, 6.7%

否, 35.8%

是, 57.5%

图1-71 统一集成化的权限管理情况

在不同级别的医院中，三级医院的统一授权比例（67.4%）要高于其他医院（53.31%），详见表1-35。

表1-35 不同级别医院统一授权情况

	三级医院	三级以下及未定级医院
是	62（67.4%）	137（53.3%）
否	27（29.3%）	99（38.5%）
未填写	3（3.3%）	21（8.2%）

受访医院中，"毒麻药品权限"（44.7%）是统一授权程度最高的业务应用，之后依次为"抗菌药物权限"（39.8%）、"病历访问权限"（37.0%），应用数占比均超过了受访医院总数的三分之一，说明大多数医院对于用药安全、病历安全的管理较为完备。而"手术分级权限"（19.2%）、"输血申请权限"（17.5%）和"全院联合会诊权限"（12.3%）这三种业务统一授权程度较低，说明对于治疗等院内精细化管理的流程业务的权限管理有待进一步提高，详见图1-72。

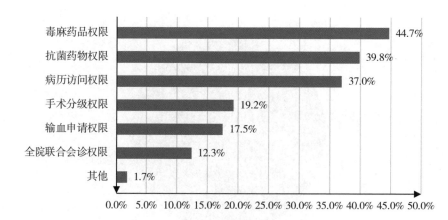

图1-72 统一集成化的授权管理情况

不同级别的医院比较中，三级医院的业务统一授权比例均明显高于其他医院，说明三级医院在整体业务的权限管理上相对完备，详见图1-73、表1-36。

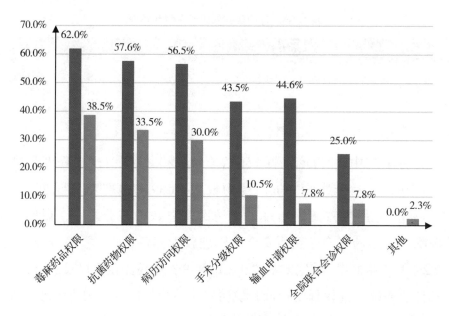

图1-73 不同级别医院业务统一授权情况

表1-36 不同级别医院业务统一授权情况

	三级医院	三级以下及未定级医院
毒麻药品权限	57（62.0%）	99（38.5%）
抗菌药物权限	53（57.6%）	86（33.5%）
手术分级权限	40（43.5%）	27（10.5%）
病历访问权限	52（56.5%）	77（30.0%）
输血申请权限	41（44.6%）	20（7.8%）
全院联合会诊权限	23（25.0%）	20（7.8%）
其他	0	6（2.3%）

2. 患者临床资料的访问权限

受访医院中，"对患者进行分类，授予医生不同类别患者访问权限"（39.5%）是大多数患者临床资料的访问权限控制方式，之后依次是"未授权人员对患者信息完全不可见"（31.8%）、"可授予医生单个患者临床资料访问权限"（22.1%）、"未授权人员对患者基本信息可见，但无法查看详细病历内容"（16.3%）和"其他"（16.3%），如图1-74所示。

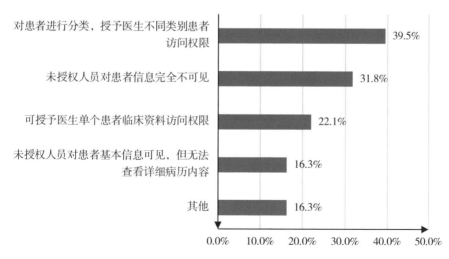

图1-74 患者临床资料的访问权限控制应用情况

不同级别医院中，三级医院对患者临床资料的访问权限控制信息化程度显著高于其他级别医院。特别是在"对患者进行分类，授予医生不同类别患者访问权限"以及"可授予医生单个患者临床资料访问权限"方面，三级医院与其他级别医院差距较大，体现出对于患者的精准访问控制，三级以下及未定级医院相对欠缺，详见图1-75、表1-37。

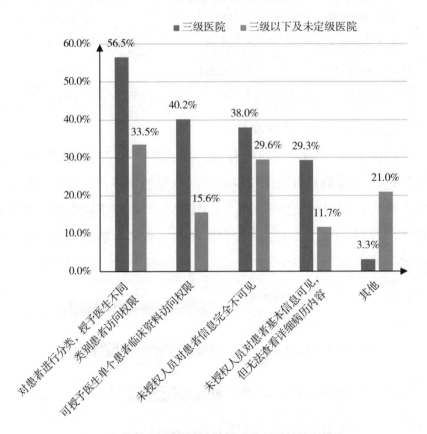

图1-75　不同级别医院患者临床资料访问控制情况

表 1-37 不同级别医院对患者临床资料的访问权限控制情况

	三级医院	三级以下及未定级医院
对患者进行分类，授予医生不同类别患者访问权限	52（56.5%）	33（47.1%）
可授予医生单个患者临床资料访问权限	37（40.2%）	18（25.7%）
未授权人员对患者信息完全不可见	35（38.0%）	33（47.1%）
未授权人员对患者基本信息可见，但无法查看详细病历内容	27（29.3%）	13（18.6%）
其他	3（3.3%）	6（8.6%）

（二）不良事件管控

受访医院中，36.9% 的医院对不良事件进行统一管控，52.1% 的医院未实现统一管控，11.0% 的医院未填写，详见图 1-76。不同级别的医院差距明显，三级医院不良事件统一管控率（60.9%）明显高于三级以下及未定级医院（28.8%），详见表 1-38。

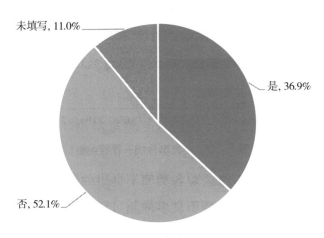

图 1-76 不良事件统一管控情况

表1-38 不同级别医院不良事件统一管控情况

	三级医院	三级以下及未定级医院
是	56（60.9%）	74（28.8%）
否	34（37.0%）	147（57.2%）
未填写	2（2.2%）	36（14.0%）

受访医院中，对不良事件的统一管控整体有待完善，"药品不良事件"（30.9%）是医院不良事件统一管控应用最多的类型，之后依次是"护理不良事件"（27.8%）、"诊疗不良事件"（23.2%）、"医疗设施/设备不良事件"（20.6%）等，如图1-77所示。

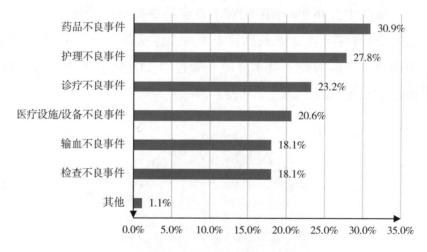

图1-77 不良事件统一管控类型

不同级别医院中，三级医院各类型不良事件统一管控比例均显著高于其他医院，三级医院各类型不良事件超过三分之一，而三级以下及未定级医院的各不良事件统一管控比例不超过三分之一，详见图1-78、表1-39。

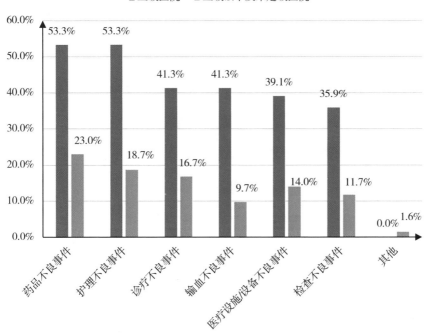

图 1-78 不同级别医院不良事件统一管控事件类型

表 1-39 不同级别医院不良事件统一管控事件类型

	三级医院	三级以下及未定级医院
护理不良事件	49（53.3%）	13（18.7%）
输血不良事件	38（41.3%）	7（9.7%）
诊疗不良事件	38（41.3%）	10（16.7%）
医疗设施/设备不良事件	36（39.1%）	8（14.0%）
药品不良事件	49（53.3%）	12（23.0%）
检查不良事件	33（35.9%）	6（11.7%）
其他	0	1（1.6%）

对不良事件管控的功能进行分析，"不良事件上报"（37.0%）是大多数医院建设的功能，而"不良事件处理"（25.5%）、"不良事件分析"

（21.5%）、"不良事件预警"（19.2%）建设比例相对较低，说明大多数医院仅开展不良事件的上报，而对于上报后的闭环处理相对欠缺，详见图1-79。

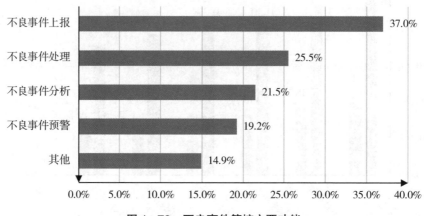

图1-79　不良事件管控主要功能

不同级别医院中，三级医院不良事件管控各功能应用比例均高于其他医院，三级以下及未定级医院的不良事件管控信息化建设有待提高，详见图1-80、表1-40。

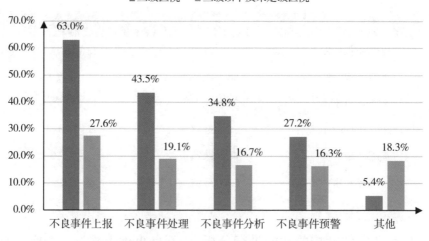

图1-80　不同级别医院不良事件管理功能应用比较

表1-40　不同级别医院不良事件管理功能应用情况

	三级医院	三级以下及未定级医院
不良事件预警	25（27.2%）	8（11.4%）
不良事件上报	58（63.0%）	16（22.9%）
不良事件处理	40（43.5%）	13（18.6%）
不良事件分析	32（34.8%）	12（17.1%）
其他	5（5.4%）	12（17.1%）

（三）院内感染管理

受访医院中，38.6%的医院已建立院内感染管理系统，51.0%的医院未建立院内感染管理系统，10.4%的医院未填写，详见图1-81。不同级别的医院建设情况差距明显，83.7%的三级医院建立了院内感染管理系统，三级以下及未定级医院建立院内感染管理学院的比例仅为23.0%，详见表1-41。

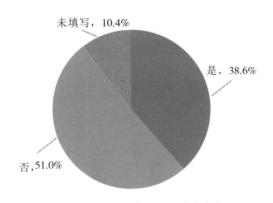

未填写，10.4%

是，38.6%

否，51.0%

图1-81　院内感染管理系统建设情况

表1-41　不同级别医院院内感染管理系统建设情况

	三级医院	三级以下及未定级医院
是	77（83.7%）	59（23.0%）
否	12（13.0%）	164（63.8%）
未填写	3（3.3%）	34（13.2%）

受访医院中，"院内感染上报"（35.5%）是大多数医院院内感染管理系统包含的功能类型，之后依次是"院内感染处理确认"（26.4%）、"院内感染分析"（23.5%）、"可疑病人提醒"（22.6%）、"可疑病历讨论"（14.9%），如图1-82所示。

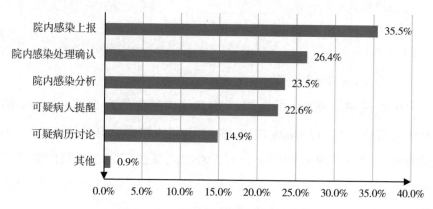

图1-82 院内感染管理系统功能类型

不同级别医院中，三级医院院内感染管理系统的功能建设显著高于三级以下及未定级医院，详见图1-83、表1-42。

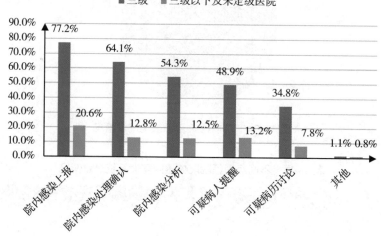

图1-83 不同级别医院院内感染管理系统功能

表 1-42 不同级别医院院内感染管理系统功能类型情况

	三级医院	三级以下及未定级医院
可疑病人提醒	45（48.9%）	34（13.2%）
院内感染上报	71（77.2%）	53（20.6%）
可疑病历讨论	32（34.8%）	20（7.8%）
院内感染处理确认	59（64.1%）	33（12.8%）
院内感染分析	50（54.3%）	32（12.5%）
其他	1（1.1%）	2（0.8%）

（四）病历质控管理

受访医院中，"质控整改通知提醒"（35.8%）、"病历缺陷实时提醒"（35.0%）是病历质控管理建设最多的功能类型，之后依次是"质控流程追溯示踪"（23.5%）、"质控缺陷自动定位"（23.2%）、"其他"（21.2%）和"质控缺陷意见申诉"（20.3%），如图1-84所示，说明大多数医院目前病历质控已完成提醒，但在提醒后的闭环处理过程仍需进一步完善。

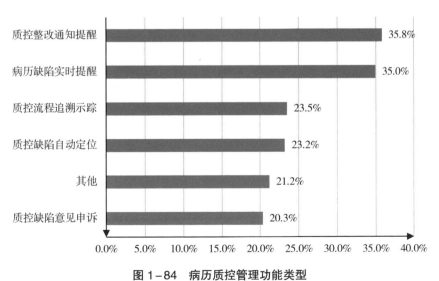

图 1-84 病历质控管理功能类型

不同级别医院中，三级医院病历质控管理的主要功能建设比例均显著高于其他医院，详见图1-85、表1-43。

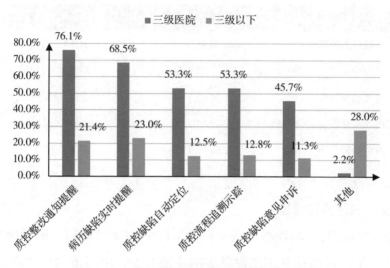

图1-85　不同级别医院病历质控管理功能类型

表1-43　不同级别医院病历质控管理主要功能类型

	三级医院	三级以下及未定级医院
病历缺陷实时提醒	63（68.5%）	59（23.0%）
质控整改通知提醒	70（76.1%）	55（21.4%）
质控缺陷自动定位	49（53.3%）	32（12.5%）
质控缺陷意见申诉	42（45.7%）	29（11.3%）
质控流程追溯示踪	49（53.3%）	33（12.8%）
其他	2（2.2%）	72（28.0%）

五、参与调查医疗机构电子病历相关基础设施建设现状

（一）中心机房建设情况

在机房建设方面，受访医院中83.1%的医院具备独立的信息机房，9.3%的医院无专用机房，3.1%的医院未填写，详见图1-86。对不同

级别医院统计中心机房建设情况，三级医院具备独立信息机房的比例为97.8%，高于二级医院（87.1%）、一级医院（71.6%）和未定级医院（86.8%）。三级医院无专用机房的比例为1.1%，低于二级医院（7.1%）、一级医院（14.8%）和未定级医院（10.5%），详见表1–44。

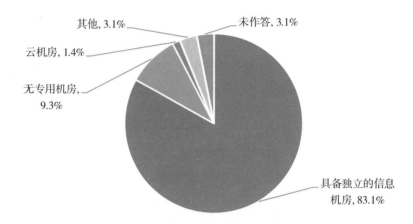

图1–86　中心机房建设情况

表1–44　不同级别医院中心机房建设情况

机房建设情况	三级医院	二级医院	一级医院	未定级医院
具备独立的信息机房	90（97.8%）	61（87.1%）	111（71.6%）	33（86.8%）
无专用机房	1（1.1%）	5（7.1%）	23（14.8%）	4（10.5%）
云机房	0	2（2.9%）	3（1.9%）	0
其他	0	1（1.4%）	9（5.8%）	1（2.6%）
未作答	1（1.1%）	1（1.4%）	9（5.8%）	0

具备独立信息机房的医院中，5.6%的医院机房总面积大于$200m^2$，9.0%的医院机房总面积介于$100—200m^2$之间，16.3%的医院机房总面积介于$50—100m^2$之间，56.9%的医院机房总面积小于$50m^2$，详见图1-87。在不同级别医院中统计独立机房总面积。三级医院机房面积大于$200m^2$的比例高于其他级别医院。三级医院中，机房面积为$100—200m^2$和$50—100m^2$两种类型的比例大致相同。二级医院、一级医院和未定级

医院中，大部分机房面积小于 50m²，详见表 1-45。对不同电子病历级别医院统计独立机房总面积。电子病历评级为 6 级的医院，机房面积全部大于 200m²；电子病历评级为 5 级的医院中，机房面积大于 200m² 的占比大于其他机房面积分类；电子病历评级为 4 级的医院中，机房面积介于 100—200m² 的占比大于其他机房面积分类；电子病历评级为 3 级的医院中，机房面积介于 50—100m² 的占比大于其他机房面积分类；电子病历评级为 2 级的医院中，机房面积小于 50m² 的占比大于其他机房面积分类，详见表 1-46。

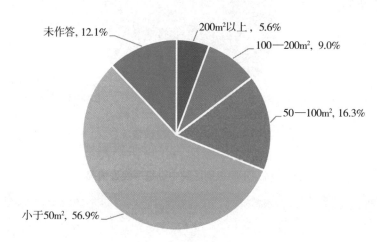

图 1-87　具有独立机房医院的机房总面积情况

表 1-45　不同级别医院中心机房面积情况

独立的信息机房总面积（m²）	三级医院	二级医院	一级医院	未定级
200 以上	18（19.6%）	0	2（5.3%）	0
100—200	28（30.4%）	3（4.3%）	0	1（0.6%）
50—100	30（32.6%）	19（27.1%）	6（15.8%）	3（1.9%）
小于 50	14（15.2%）	41（58.6%）	25（65.8%）	122（78.7%）
未作答	2（2.2%）	7（10.0%）	5（13.2%）	29（18.7%）

表 1-46　电子病历不同级别医院中心机房面积情况

独立的信息机房总面积（㎡）	6级	5级	4级	3级	2级	1级	0级	未测评
200 以上	3	4	12	1	0	0	0	0
100—200	0	3	20	6	2	0	0	1
50—100	0	2	18	25	4	1	0	8
小于 50	0	1	4	24	16	10	10	137
未作答	0	0	1	2	2	0	2	36

（二）网络建设情况

在网络建设方面，受访医院中 67.3% 的医院无线网、业务网、办公网物理隔离，19.7% 的医院无线网、业务网、办公网逻辑隔离，8.5% 的医院无线网、业务网、办公网混合使用，详见图 1-88。在不同级别医院中统计网络划分情况，三级医院采取无线网、业务网、办公网混合使用方式进行网络划分的比例为 4%，与二级医院比例持平，低于一级医院和未定级医院。三级医院中采取无线网、业务网、办公网逻辑隔离方式进行网络划分的比例为 31.5%，高于二级医院（18.6%）、一级医院（11.6%）和未定级医院（26.3%）。三级医院中采取无线网、业务网、办公网物理隔离方式进行网络划分的比例为 63.0%，与未定级医院接近，这一比例低于二级医院（71.4%）和一级医院（70.3%），详见表 1-47。

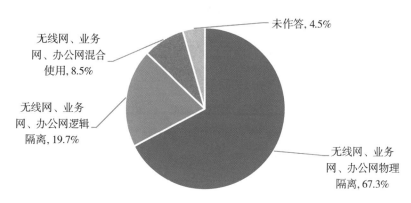

图 1-88　医院网络划分情况

表1-47 不同级别医院网络划分情况

网络划分方式	三级医院	二级医院	一级医院	未定级
无线网、业务网、办公网物理隔离	58（63.0%）	50（71.4%）	109（70.3%）	22（57.9%）
无线网、业务网、办公网逻辑隔离	29（31.5%）	13（18.6%）	18（11.6%）	10（26.3%）
无线网、业务网、办公网混合使用	4（4.3%）	3（4.3%）	18（11.6%）	5（13.2%）
未作答	1（1.1%）	4（5.7%）	10（6.5%）	1（2.6%）

在物联网建设方面，受访医院中9%的医院单独建立物联网，4.5%的医院建立了物联网且与无线网融合组网，82.5%的医院未建立物联网，详见图1-89。在不同级别医院中统计网络划分情况，8.7%的三级医院单独建立物联网，13.0%的三级医院建立了物联网且与无线网融合组网，这一比例高于二级医院（1.4%）和一级医院（1.9%）。77.2%的三级医院未建立物联网，这一比例低于其他各类医院，详见表1-48。对不同电子病历级别医院统计网络划分情况。电子病历评级为6级的医院，全部具备物联网；电子病历评级为5级的医院，具备物联网的医院占比高于不具备物联网的医院占比。电子病历评级为4级及以下的医院中，不具备物联网的医院占比高于具备物联网的医院占比，详见表1-49。

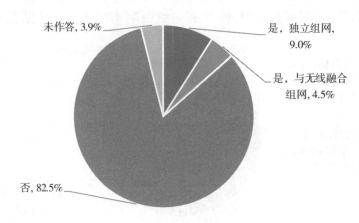

图1-89 医院物联网建设情况

表 1-48 不同级别医院物联网建设情况

物联网建设情况	三级医院	二级医院	一级医院	未定级
是，独立组网	8（8.7%）	2（2.9%）	18（11.6%）	4（10.5%）
是，与无线融合组网	12（13.0%）	1（1.4%）	3（1.9%）	0
否	71（77.2%）	63（90.0%）	125（80.6%）	34（89.5%）
未作答	1（1.1%）	4（5.7%）	9（5.8%）	0

表 1-49 电子病历不同级别医院物联网建设情况

物联网建设情况	6级	5级	4级	3级	2级	1级	0级	未测评
是，独立组网	2	2	4	1	1	1	3	18
是，与无线融合组网	1	6	4	0	0	0	1	4
否	0	2	46	56	22	10	7	150
未作答	0	0	1	1	1	0	1	10

（三）安全措施建设情况

在网络准入控制方面，受访医院中 40.6% 的医院有线无线网络均具备网络准入控制，20.6% 的医院有线网络具备网络准入控制，8.7% 的医院无线网络具备网络准入控制，24.2% 的医院网络无准入控制，详见图 1-90。对不同级别医院汇总统计网络准入控制情况。三级医院中具备有线无线网络准入控制的比例为 59.8%，这一比例高于二级医院（41.4%）、一级医院（29.7%）和未定级医院（36.8%）。三级医院中具备无线网络准入控制的比例为 16.3%，这一比例低于二级医院（24.3%）、一级医院（19.4%）和未定级医院（28.9%）。三级医院中无准入控制的比例为 12.0%，这一比例高于二级医院（10.0%）、一级医院（7.7%）和未定级医院（2.6%），详见表 1-50。在不同电子病历级别医院中统计网络划分情况。电子病历评级为 6 级的医院，全部具备有线无线网络准入控制。电子病历评级为 5 级、4 级、3 级的医院中，具备有线无线网络准入控制的医院占比高于其他类型医院占比，详见表1–51。

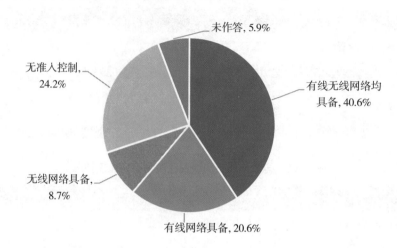

图1–90　医院网络准入控制情况

表1–50　不同级别医院网络准入控制情况

网络准入控制	三级医院	二级医院	一级医院	未定级
有线无线网络均具备	55（59.8%）	29（41.4%）	46（29.7%）	14（36.8%）
有线网络具备	10（10.9%）	12（17.1%）	53（34.2%）	11（28.9%）
无线网络具备	15（16.3%）	17（24.3%）	30（19.4%）	11（28.9%）
无准入控制	11（12.0%）	7（10.0%）	12（7.7%）	1（2.6%）
未作答	1（1.1%）	5（7.1%）	14（9.0%）	1（2.6%）

表1–51　电子病历不同级别医院网络准入控制情况

网络准入控制	6级	5级	4级	3级	2级	1级	0级	未测评
有线无线网络均具备	3	9	35	27	8	0	2	60
有线网络具备	0	1	8	13	9	4	4	34
无线网络具备	0	0	8	6	4	0	0	13
无准入控制	0	0	3	11	2	7	6	57

在网络安全方式方面，对不同级别医院所采用的网络安全方式进行统计。在三级医院中，网络安全方式占比排在前三名的依次为防火墙设备（94.6%）、流量监测 / 态势感知（92.4%）、入侵检测与预防（85.9%）、网络隔离（85.9%）、安全管理制度（85.9%）。在二级医院中网络安全方式占比排在前三名的依次为防火墙设备（84.3%）、网络隔离（80.0%）、流量监测 / 态势感知（80.0%），详见表 1-52。

表 1-52　不同级别医院网络安全方式情况

网络安全方式	三级医院	二级医院	一级医院	未定级
防火墙设备	87（94.6%）	59（84.3%）	120（77.4%）	34（89.5%）
病毒防护	77（83.7%）	52（74.3%）	76（49.0%）	25（65.8%）
入侵检测与预防	79（85.9%）	40（57.1%）	31（20.0%）	15（39.5%）
上网行为管理	34（37.0%）	12（17.1%）	13（8.4%）	8（21.1%）
安全管理制度	79（85.9%）	43（61.4%）	48（31.0%）	21（55.3%）
网络隔离	79（85.9%）	56（80.0%）	76（49.0%）	22（57.9%）
流量监测 / 态势感知	85（92.4%）	56（80.0%）	68（43.9%）	24（63.2%）
WAF	55（59.8%）	18（25.7%）	6（3.9%）	6（15.8%）
网络传输加密处理	61（66.3%）	17（24.3%）	12（7.7%）	5（13.2%）
零信任网关	12（13.0%）	3（4.3%）	1（0.6%）	0
蜜罐设备	13（14.1%）	2（2.9%）	0	1（2.6%）
其他	0	1（1.4%）	6（3.9%）	1（2.6%）

在医疗数据防泄漏措施方面，统计不同级别医院医疗数据防泄漏措施情况。在三级医院中，数据防泄漏措施占比排在前三名的依次为数据库操作审计（83.7%）、数据使用管理制度（77.2%）和数据权限控制（65.2%）。在二级医院中，数据防泄漏措施占比排在前三名的依次为数据使用管理制度（62.9%）、数据库操作审计（50.0%）、数据权限控制（47.1%），详见表 1-53。

表1-53 不同级别医院医疗数据防泄漏措施情况

防泄漏措施	三级医院	二级医院	一级医院	未定级医院
数据库操作审计	77（83.7%）	35（50.0%）	11（7.1%）	11（28.9%）
数据使用管理制度	71（77.2%）	44（62.9%）	40（25.8%）	11（28.9%）
数据权限控制	60（65.2%）	33（47.1%）	38（24.5%）	15（39.5%）
应用系统与数据库分离	43（46.7%）	21（30.0%）	17（11.0%）	7（18.4%）
数据脱敏	40（43.5%）	14（20.0%）	8（5.2%）	8（21.1%）
数据加密传输	35（38.0%）	11（15.7%）	24（15.5%）	10（26.3%）
数据采集安全	27（29.3%）	14（20.0%）	26（16.8%）	5（13.2%）
数据安全网关	27（29.3%）	17（24.3%）	35（22.6%）	16（42.1%）
数据分级分类管理	24（26.1%）	14（20.0%）	12（7.7%）	7（18.4%）
数据安全风险评估	23（25.0%）	11（15.7%）	11（7.1%）	4（10.5%）
敏感数据加密存储	19（20.7%）	6（8.6%）	5（3.2%）	3（7.9%）
密码测评	9（9.8%）	8（11.4%）	22（14.2%）	4（10.5%）
其他	1（1.1%）	3（4.3%）	11（7.1%）	0
无	2（2.2%）	6（8.6%）	28（18.1%）	5（13.2%）

在采用专业网络安全服务方面，对不同级别医院采用专业网络安全服务情况进行统计。三级医院中具备专业网络安全服务情况的比例为73.9%，这一比例高于二级医院（55.7%）、一级医院（28.4%）和未定级医院（44.7%）。三级医院中不具备专业网络安全服务情况的比例为25.0%，这一比例低于二级医院（42.9%）、一级医院（67.1%）和未定级医院（52.6%），详见表1-54。

表1-54 不同级别医院采用专业网络安全服务情况

采用安全服务	三级医院	二级医院	一级医院	未定级医院
是	68（73.9%）	39（55.7%）	44（28.4%）	17（44.7%）
否	23（25.0%）	30（42.9%）	104（67.1%）	20（52.6%）
未作答	1（1.1%）	1（1.4%）	7（4.5%）	1（2.6%）

在网络安全服务的内容方面，对不同级别医院进行统计。在三级医院中，网络安全服务内容占比排在前三名的依次为安全运维（73.9%）、漏扫渗透（69.6%）和等保测评（67.4%）。在二级医院中，网络安全服务内容占比排在前三名的依次为等保测评（57.1%）、安全运维（47.1%）、漏扫渗透（42.9%），详见表1-55。

表1-55　不同级别医院网络安全服务内容情况

网络安全服务内容	三级医院	二级医院	一级医院	未定级医院
安全运维	68（73.9%）	33（47.1%）	48（31.0%）	18（47.4%）
漏扫渗透	64（69.6%）	30（42.9%）	14（9.0%）	10（26.3%）
等保测评	62（67.4%）	40（57.1%）	17（11.0%）	10（26.3%）
安全规划咨询	53（57.6%）	29（41.4%）	29（18.7%）	10（26.3%）
重保应急	53（57.6%）	23（32.9%）	11（7.1%）	3（7.9%）
攻防演练	45（48.9%）	14（20.0%）	20（12.9%）	5（13.2%）
资产梳理	36（39.1%）	18（25.7%）	7（4.5%）	4（10.5%）
安全基线制定	33（35.9%）	9（12.9%）	10（6.5%）	3（7.9%）

（四）业务及数据灾难建设情况

在业务连续性保障机制方面，对不同级别医院进行统计。三级医院中采用虚拟化方式保障业务连续性的比例为73.9%，这一比例高于二级医院（50.0%）、一级医院（14.2%）和未定级医院（39.5%）。三级医院中采用超融合方式保障业务连续性的占比为52.2%，这一比例高于二级医院（31.4%）、一级医院（5.2%）和未定级医院（15.8%），详见表1-56。对不同电子病历级别的医院统计业务连续性保障机制情况。虽然电子病历各级别医院采取的业务连续性保障机制有所不同，但虚拟化、超融合、集群和分布式四种方式均被采用，详见表1-57。

表1-56 不同级别医院业务连续性保障机制情况

连续性保障	三级医院	二级医院	一级医院	未定级医院
虚拟化	68（73.9%）	35（50.0%）	22（14.2%）	15（39.5%）
集群	67（72.8%）	28（40.0%）	27（17.4%）	13（34.2%）
超融合	48（52.2%）	22（31.4%）	8（5.2%）	6（15.8%）
分布式	23（25.0%）	12（17.1%）	18（11.6%）	8（21.1%）
未作答	1（1.1%）	4（5.7%）	49（31.6%）	5（13.2%）

表1-57 电子病历不同级别医院业务连续性保障机制情况

连续性保障	6级	5级	4级	3级	2级	1级	0级	未测评
虚拟化	3	9	39	38	11	3	5	32
集群	3	8	40	34	8	3	4	35
超融合	2	7	29	20	10	1	1	14
分布式	2	5	14	8	3	1	1	27
未作答	0	0	1	1	1	1	2	53

在数据灾备方式方面，对不同级别医院进行统计。三级医院采用数据库日志、离线备份恢复、双活容灾、备份一体机、数据持续保护CDP方式的比例，均高于其他各级医院，详见表1-58。

表1-58 不同级别医院数据容灾方式情况

数据容灾方式	三级医院	二级医院	一级医院	未定级医院
数据库日志	61（66.3%）	32（45.7%）	44（28.4%）	17（44.7%）
离线备份恢复	59（64.1%）	30（42.9%）	36（23.2%）	15（39.5%）
双活容灾	57（62.0%）	20（28.6%）	3（1.9%）	5（13.2%）
备份一体机	47（51.1%）	26（37.1%）	21（13.5%）	11（28.9%）
数据持续保护CDP	35（38.0%）	6（8.6%）	12（7.7%）	5（13.2%）
分布式	3（3.3%）	5（7.1%）	27（17.4%）	5（13.2%）
其他	14（15.2%）	4（5.7%）	6（3.9%）	3（7.9%）

在业务中断恢复时间（RTO）方面，受访医院中，50.1%医院的

RTO 小于 1 小时，37.7% 医院的 RTO 在 1—12 小时之间，3.4% 医院的 RTO 在 12—24 小时之间，详见图 1-91。对不同级别医院统计业务中断恢复时间，三级医院业务中断恢复时间小于 1 小时的比例为 60.9%，这一比例高于二级医院（40.0%）、一级医院（49.0%）和未定级医院（47.4%），详见表 1-59。

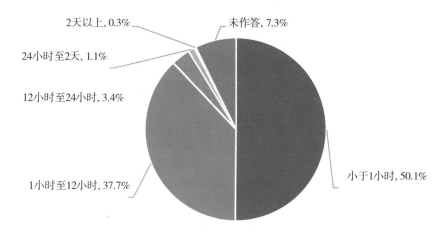

图 1-91　医院业务中断恢复时间情况

表 1-59　不同级别医院业务中断恢复时间情况

业务恢复时间	三级医院	二级医院	一级医院	未定级医院
小于 1 小时	56（60.9%）	28（40.0%）	76（49.0%）	18（47.4%）
1 小时至 12 小时	32（34.8%）	34（48.6%）	51（32.9%）	17（44.7%）
12 小时至 24 小时	1（1.1%）	3（4.3%）	6（3.9%）	2（5.3%）
24 小时至 2 天	1（1.1%）	3（4.3%）	0	0
2 天以上	0	0	1（0.6%）	0
未作答	2（2.2%）	2（2.9%）	21（13.5%）	1（2.6%）

在业务中断数据恢复时间（RPO）方面，32.7% 受访医院的 RPO 小于 30 分钟，23.7% 的医院 RPO 在 30 分钟至 1 小时之间，详见图 1-92。对不同级别医院统计业务中断数据恢复时间，三级医院业务中断恢复时

间小于 30 分钟的比例为 44.6%，这一比例高于二级医院（20.0%）、一级医院（31.6%）和未定级医院（31.6%），详见表 1-60。

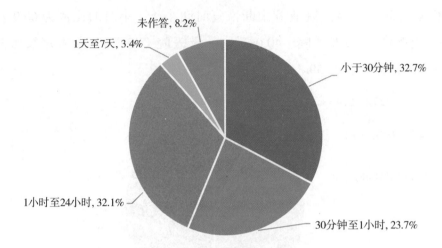

图 1-92　医院业务中断数据恢复时间情况

表 1-60　不同级别医院业务中断数据恢复时间情况

业务恢复时间	三级医院	二级医院	一级医院	未定级医院
小于 30 分钟	41（44.6%）	14（20.0%）	49（31.6%）	12（31.6%）
30 分钟至 1 小时	22（23.9%）	21（30.0%）	35（22.6%）	6（15.8%）
1 小时至 24 小时	23（25.0%）	28（40.0%）	45（29.0%）	18（47.4%）
1 天至 7 天	3（3.3%）	5（7.1%）	4（2.6%）	0
未作答	3（3.3%）	2（2.9%）	22（14.2%）	2（5.3%）

（五）数据管理情况

在医院当前数据存量方面，受访医院中 65.6% 的医院数据存量小于 100TB，20.8% 的医院当前数据存量在 100TB—500TB 之间，详见图 1-93。对不同级别医院统计当前数据存量情况，数据存量小于 100TB 的医院比例均最高，详见表 1-61。

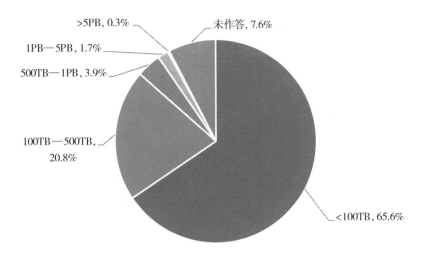

图 1-93 医院当前数据存量情况

表 1-61 不同级别医院当前数据存量情况

医院数据存量	三级医院	二级医院	一级医院	未定级医院
<100TB	39（42.4%）	55（78.6%）	111（71.6%）	28（73.7%）
100TB—500TB	38（41.3%）	13（18.6%）	15（9.7%）	8（21.1%）
500TB—1PB	10（10.9%）	0	4（2.6%）	0
1PB—5PB	4（4.3%）	0	2（1.3%）	0
>5PB	0	0	0	1（2.6%）
未作答	1（1.1%）	2（2.9%）	23（14.8%）	1（2.6%）

在医院影像数据年增量方面，受访医院中 69.0% 的医院影像数据年增量小于 30TB，17.2% 的医院影像数据年增量在 30TB—500TB 之间，详见图 1-94。对不同级别医院统计影像数据年增量，影像数据年增量小于 30TB 的医院比例均最高，详见表 1-62。

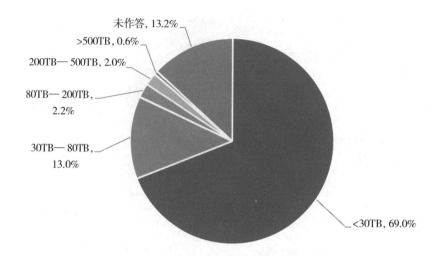

图 1-94　医院影像数据年增量情况

表 1-62　不同级别医院影像数据年增量情况

数据增量	三级医院	二级医院	一级医院	未定级医院
<30TB	53（57.6%）	57（81.4%）	110（71.0%）	25（65.8%）
30TB—80TB	25（27.2%）	8（11.4%）	7（4.5%）	6（15.8%）
80TB—200TB	5（5.4%）	0	2（1.3%）	1（2.6%）
200TB—500TB	7（7.6%）	0	0	0
>500TB	0	0	1（0.6%）	1（2.6%）
未作答	2（2.2%）	5（7.1%）	35（22.6%）	5（13.2%）

　　在医院 HIS 数据年增量方面，受访医院中 56.9% 的医院 HIS 数据年增量小于 50GB，18.3% 的医院 HIS 数据年增量在 50GB—100GB 之间，详见图 1-95。对不同级别医院统计 HIS 数据年增量，HIS 数据年增量小于 50GB 的医院比例均最高，详见表 1-63。

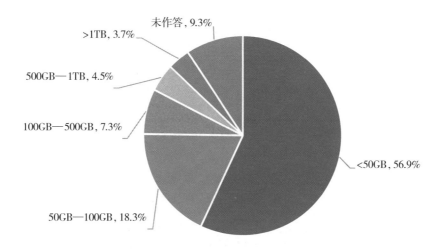

图 1-95 医院 HIS 数据年增量情况

表 1-63 不同级别医院 HIS 数据年增量情况

数据增量	三级医院	二级医院	一级医院	未定级医院
<50GB	37（40.2%）	41（58.6%）	104（67.1%）	20（52.6%）
100GB—500GB	15（16.3%）	1（1.4%）	5（3.2%）	5（13.2%）
50GB—100GB	27（29.3%）	19（27.1%）	10（6.5%）	9（23.7%）
500GB—1TB	8（8.7%）	3（4.3%）	5（3.2%）	0
>1TB	3（3.3%）	4（5.7%）	4（2.6%）	2（5.3%）
未作答	2（2.2%）	2（2.9%）	27（17.4%）	2（5.3%）

在医院病历文书数据年增量方面，69.3%的受访医院病历文书数据年增量小于200GB，13.5%的医院病历文书数据年增量在200GB—500GB之间，详见图1-96。对不同级别医院统计病历文书数据年增量，病历文书数据年增量小于200GB的医院比例均最高，详见表1-64。

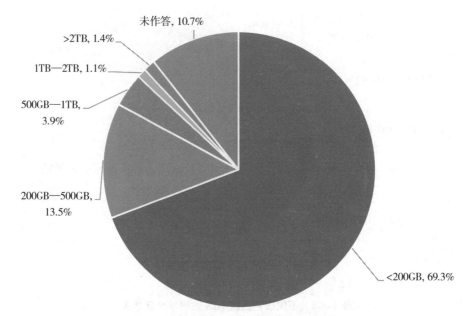

图 1-96　医院病历文书数据年增量情况

表 1-64　不同级别医院病历文书数据年增量情况

病历文书增量	三级医院	二级医院	一级医院	未定级医院
<200GB	55（59.8%）	55（78.6%）	109（70.3%）	27（71.1%）
200GB—500GB	24（26.1%）	7（10.0%）	10（6.5%）	7（18.4%）
500GB—1TB	7（7.6%）	4（5.7%）	3（1.9%）	0
1TB—2TB	2（2.2%）	0	1（0.6%）	1（2.6%）
>2TB	2（2.2%）	2（2.9%）	0	1（2.6%）
未作答	2（2.2%）	2（2.9%）	32（20.6%）	2（5.3%）

（六）电子病历相关新技术应用现状

1. AI 应用情况

受访医院中，已经有 28.2% 的医院开始进行了 AI 应用，其中应用数量超过 3 种的为 6.5%，应用数量为 2 种的为 5.4%，数量为 1 种的为 16.3%，仍有 71.8% 的医院未建设 AI 应用，详见图 1-97。

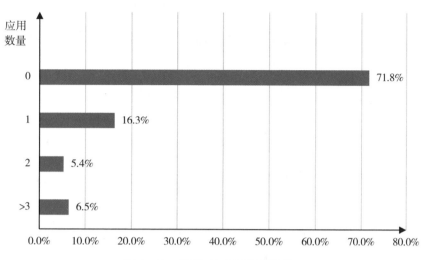

图 1-97 医院 AI 应用数量情况

三级医院与其他医院 AI 应用情况差距明显，有 52.2% 的三级医院已建设了 AI 应用，而三级以下及未定级医院建设 AI 应用的比例只有 19.8%，其中有 18.5% 的三级医院 AI 应用数量已经超过 3 种，体现了很多三级医院在 AI 应用上已经进行了深度的探索，详见图 1-98、表 1-65。

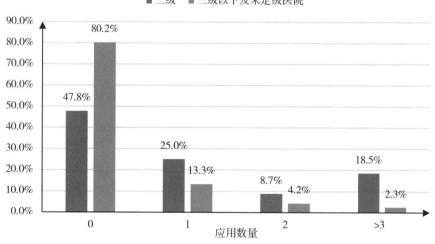

图 1-98 不同级别医院 AI 应用数量情况

表 1-65　不同级别医院 AI 应用数量情况

AI 应用数量	三级医院	三级以下及未定级医院	整体
0	44（47.8%）	211（80.2%）	255（71.8%）
1	23（25.0%）	35（13.3%）	58（16.3%）
2	8（8.7%）	11（4.2%）	19（5.4%）
>3	17（18.5%）	6（2.3%）	23（6.5%）

在 AI 应用的新技术类型方面，三级医院的应用情况显著高于三级以下及未定级医院，以三级医院为例，AI 应用比例最高的三个新技术依次是"智能影像"（26.1%）、"智能导诊"（23.9%）、"辅助诊断"（17.4%），主要应用在临床诊疗工作。对于科研、教学的 AI 应用目前相对较少（"科研辅助"为 4.3%，"教学辅助"为 1.1%），详见图 1-99、表 1-66。

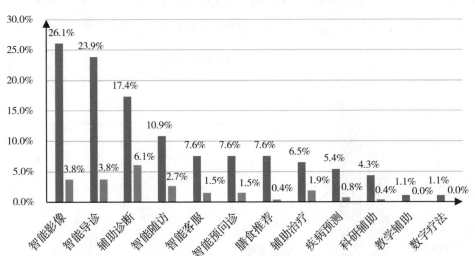

图 1-99　不同级别医院 AI 应用新技术类型情况

表 1-66 不同级别医院 AI 应用新技术类型情况

	三级医院	三级以下及未定级医院	整体
智能导诊	22（23.9%）	10（3.8%）	32（9.0%）
智能客服	7（7.6%）	4（1.5%）	11（3.1%）
智能预问诊	7（7.6%）	4（1.5%）	11（3.1%）
智能随访	10（10.9%）	7（2.7%）	17（4.8%）
疾病预测	5（5.4%）	2（0.8%）	7（2.0%）
辅助治疗	6（6.5%）	5（1.9%）	11（3.1%）
辅助诊断	16（17.4%）	16（6.1%）	32（9.0%）
智能影像	24（26.1%）	10（3.8%）	34（9.6%）
科研辅助	4（4.3%）	1（0.4%）	5（1.4%）
教学辅助	1（1.1%）	0	1（0.3%）
膳食推荐	7（7.6%）	1（0.4%）	8（2.3%）
数字疗法	1（1.1%）	0	1（0.3%）
其他	14（15.2%）	104（39.5%）	118（33.2%）

2. VR 应用情况

受访医院中，仅有 13.8% 的医院进行了 VR 应用，相对建设不足，其中建设了 VR 应用的医院大多数仅建立了一种（12.9%），详见图 1-100。

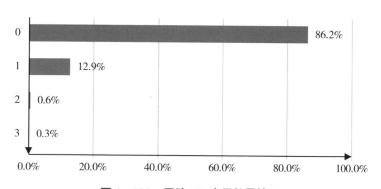

图 1-100 医院 VR 应用数量情况

不同级别医院中，有 28.3% 的三级医院已经建设了 VR 应用，而三级以下及未定级医院建设比例仅有 8.8%，详见图 1–101、表 1–67。

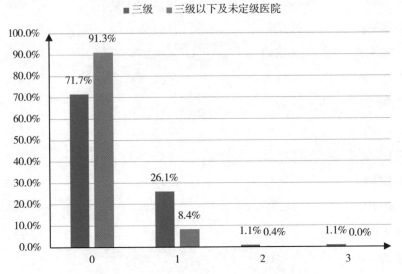

图 1–101　不同级别医院 VR 应用数量情况

表 1–67　不同级别医院 VR 应用数量情况

VR 应用数量	三级医院	三级以下及未定级医院	整体
0	66（71.7%）	240（91.3%）	306（87.7%）
1	22（26.1%）	22（8.4%）	46（13.2%）
2	1（1.1%）	1（0.4%）	2（0.6%）
3	1（1.1%）	0	1（0.3%）

在 VR 应用的新技术类型方面，三级医院的应用情况高于三级以下及未定级医院，以三级医院为例，VR 应用主要集中于"手术机器人"（20.7%），其他的技术应用较少（"数字孪生"为 2.2%，"手术规划"为 2.2%，"数字疗法"为 1.1%），详见图 1–102、表 1–68。

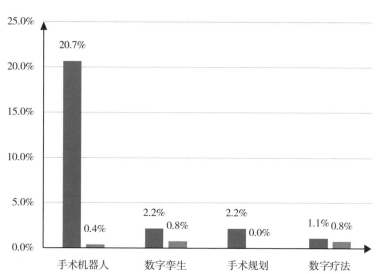

图 1-102 不同级别医院 VR 应用新技术类型比较

表 1-68 不同级别医院 VR 应用新技术类型情况

	三级医院	三级以下及未定级医院	整体
数字孪生	2（2.2%）	2（0.8%）	4（1.1%）
数字疗法	1（1.1%）	2（0.8%）	3（0.8%）
手术规划	2（2.2%）	0	2（0.6%）
手术机器人	19（20.7%）	1（0.4%）	20（5.6%）
其他	19（20.7%）	115（43.7%）	134（37.7%）

3. 5G 应用情况

受访医院中，已经有 18.9% 的医院进行了 5G 应用，其中应用数量超过 3 种的为 3.7%，应用数量为 2 种的为 2.8%，5G 数量为 1 种的为 12.4%，仍有 81.1% 的医院未建设 5G 应用，详见图 1-103。

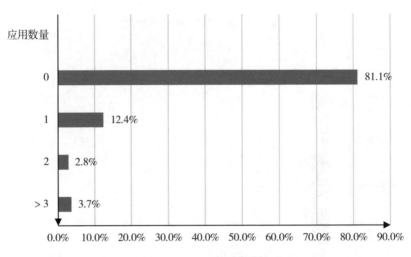

图 1-103　5G 应用数量情况

　　不同级别医院中，三级医院与其他医院差距明显，有 35.9% 的三级医院已建设了 5G 应用，而三级以下及未定级医院建设了 5G 应用的比例只有 12.9%，详见图 1-104、表 1-69。

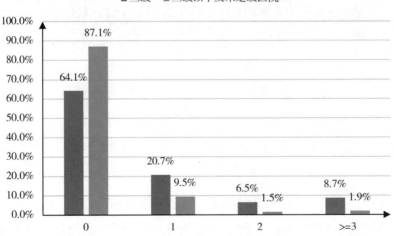

图 1-104　不同级别医院 5G 应用数量情况

表 1-69 不同级别医院 5G 应用数量情况

5G 应用数量	三级医院	三级以下及未定级医院	整体
0	59（64.1%）	229（87.1%）	288（81.1%）
1	19（20.7%）	25（9.5%）	44（12.4%）
2	6（6.5%）	4（1.5%）	10（2.8%）
>=3	8（8.7%）	5（1.9%）	13（3.7%）

在 5G 应用的新技术类型方面，三级医院的应用情况高于三级以下及未定级医院，以三级医院为例，5G 应用的新技术类型处于前三位的依次为"远程诊断"（23.9%）、"远程治疗"（12.0%）、"远程急救"（10.9%），专科治疗的 5G 技术应用较少（"远程重症监护"为 2.2%，"远程中医诊疗"为 1.1%），详见图 1-105、表 1-70。

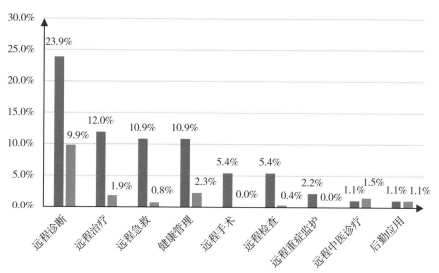

图 1-105 不同级别医院 5G 应用新技术类型情况

表1-70 不同级别医院5G应用新技术类型情况

	三级医院	三级以下及未定级医院	整体
远程急救	10（10.9%）	2（0.8%）	12（3.4%）
远程治疗	11（12.0%）	5（1.9%）	16（4.5%）
远程诊断	22（23.9%）	26（9.9%）	48（13.5%）
远程重症监护	2（2.2%）	0	2（0.6%）
远程中医诊疗	1（1.1%）	4（1.5%）	5（1.4%）
远程手术	5（5.4%）	0（0.0%）	5（1.4%）
远程检查	5（5.4%）	1（0.4%）	6（1.7%）
健康管理	10（10.9%）	6（2.3%）	16（4.5%）
后勤应用	1（1.1%）	3（1.1%）	4（1.1%）
其他	14（15.2%）	96（36.5%）	110（31.0%）

4. 物联网应用情况

受访医院中，仅有10.2%的医院进行了物联网应用，相对建设不足，其中建设了1种物联网应用有3.4%，2种的有1.7%，超过三种的有5.1%，详见图1-106。

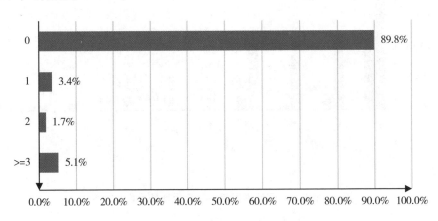

图1-106 医院物联网应用数量情况

不同级别医院中，三级医院与其他医院差距明显，有 27.2% 的三级医院已建设了物联网应用，而三级以下及未定级医院建设物联网应用的比例只有 4.1%，三级医院中，有 15.2% 的医院物联网应用超过 3 种，说明在部分大医院，物联网应用相对丰富，详见图 1–107、表 1–71。

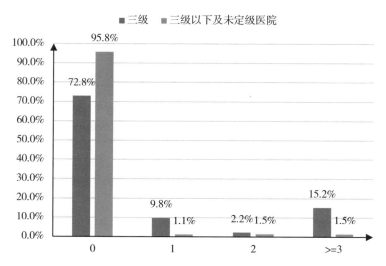

图 1–107　不同级别医院物联网应用数量情况

表 1–71　不同级别医院物联网应用数量情况

物联网应用数量	三级医院	三级以下及未定级医院	整体
0	67（72.8%）	252（95.8%）	319（89.8%）
1	9（9.8%）	3（1.2%）	12（3.4%）
2	2（2.2%）	4（1.5%）	6（1.7%）
>=3	14（15.2%）	4（1.5%）	18（5.1%）

在物联网应用的新技术类型方面，三级医院的应用情况高于三级以下及未定级医院，以三级医院为例，物联网应用相对靠前的新技术类型依次为"环境监测"（13.0%）、"室内导航"（13.0%）、"手术室资产管理"（10.9%）、"患者体征监护"（10.9%），详见图 1–108、表 1–72。

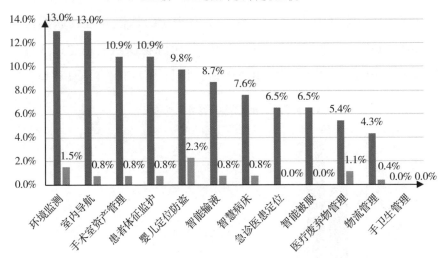

图 1-108　不同级别医院物联网应用新技术类型情况

表 1-72　不同级别医院物联网应用新技术类型情况

	三级医院	三级以下及未定级医院	整体
婴儿定位防盗	9（9.8%）	6（2.3%）	15（4.2%）
手术室资产管理	10（10.9%）	2（0.8%）	12（3.4%）
急诊医患定位	6（6.5%）	0	6（1.7%）
医疗废弃物管理	5（5.4%）	3（1.1%）	8（2.3%）
智能被服	6（6.5%）	0	6（1.7%）
智慧病床	7（7.6%）	2（0.8%）	9（2.5%）
物流管理	4（4.3%）	1（0.4%）	5（1.4%）
室内导航	12（13.0%）	2（0.8%）	14（3.9%）
手卫生管理	0（0.0%）	0	0
智能输液	8（8.7%）	2（0.8%）	10（2.8%）
患者体征监护	10（10.9%）	2（0.8%）	12（3.4%）
环境监测	12（13.0%）	4（1.5%）	16（4.5%）
其他	16（17.4%）	109（41.4%）	125（35.2%）

5. 区块链应用情况

受访医院中，仅有 16.9% 的医院进行了区块链应用建设，相对不足，其中建设了 1 种区块链应用的有 9.3%，2 种的有 2.5%，3 种以上的有 5.1%，详见图 1–109。

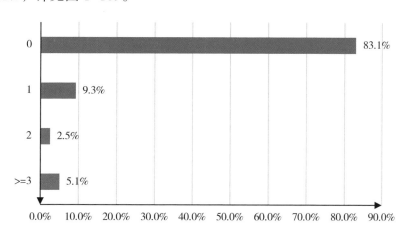

图 1–109 医院区块链应用数量情况

不同级别医院中，三级医院区块链应用建设比例为 18.4%，三级以下医院区块链应用建设比例为 16.3%，差距不明显，详见图 1–110、表 1–73。

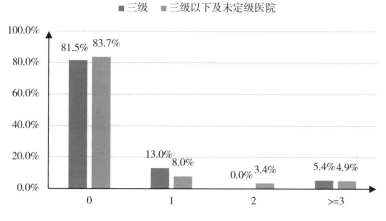

图 1–110 不同级别医院区块链应用数量情况

表 1-73 不同级别医院区块链应用数量情况

物联网应用数量	三级医院	三级以下及未定级医院	整体
0	75（81.5%）	220（83.7%）	295（83.1%）
1	12（13.0%）	21（8.0%）	33（9.3%）
2	0	9（3.4%）	9（2.5%）
>=3	5（5.5%）	13（4.9%）	18（5.1%）

在区块链应用的新技术类型方面，三级医院在电子发票、数据取证、科研利用等方面的应用高于其他医院，而三级以下及未定级医院在病历共享、处方管理方面高于三级医院，详见图 1-111、表 1-74。

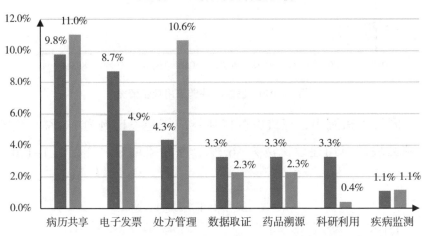

图 1-111 不同级别医院区块链应用新技术类型情况

表 1-74 不同级别医院区块链应用新技术类型情况

	三级医院	三级以下及未定级医院	整体
病历共享	9（9.8%）	29（11.0%）	38（10.7%）
处方管理	4（4.3%）	28（10.6%）	32（9.0%）
疾病监测	1（1.1%）	3（1.1%）	4（1.1%）
数据取证	3（3.3%）	6（2.3%）	9（2.5%）
电子发票	8（8.7%）	13（4.9%）	21（5.9%）

续表

	三级医院	三级以下及未定级医院	整体
药品溯源	3（3.3%）	6（2.3%）	9（2.5%）
科研利用	3（3.3%）	1（0.4%）	4（1.1%）
其他	17（18.5%）	85（32.3%）	102（28.7%）

第三节　以电子病历为核心的智慧医疗 当前建设水平与挑战

参与调查的 355 家医疗机构中，电子病历系统功能应用水平分级评价未测评单位数量高达 181 家，占比 51.0%；其次是达到 3 级测评单位数量，共 58 家，占比为 16.3%；再次为达到 4 级测评单位数量，共 55 家，占比为 15.5%，达到 5 级及以上的测评单位仅有 13 家。因此北京地区医疗机构的智慧医疗整体水平有待提升。

未测评单位中一级医院数量最多，共 144 家，占比 40.6%；3 级测评单位中二级医院数量最多，共 30 家，占比 8.5%；4 级测评单位中三级医院数量最多，共 50 家，占比 14.1%；达到 5 级及以上的 13 家测评单位中有 12 家为三级医院。不同级别医疗机构的电子病历评测级别差异较大。

一、参与调查医疗机构电子病历整体发展水平与痛点

（一）应用系统集成一体化建设程度有待提升

涉及医护技的电子病历系统建设基本完备，系统间集成方式大多以数据集成、视图或存储过程、界面集成、业务流程集成等传统集成方式居多。以三级医院为例。

HIS 和电子病历系统：54% 的三级医院为异构厂商开发。

医生站集成情况：多为应用和数据集成，业务和智能化集成有待进一步提升。

护士站集成情况：约 40% 为单独建立，60% 以 CPOE 或移动护理系统为主建立。

治疗类系统集成情况：约 70% 在 HIS 系统中实现，10% 在拓展电子病历系统时实现，20% 为单独专科系统。

（二）数据中心功能处于基础阶段

在数据中心的建设上，参与调查的大多医院重点关注基础功能建设，如数据统一管理和对外展示，在高阶功能方面建设不足，如计算引擎、数据资产管理建设等。

大多数医院主要面向临床和运营管理提供服务应用，场景单一，面向科研、医疗质量、医保合规收费等多元化场景应用不足。

大部分医院能够关注数据安全治理，但是在数据溯源和规范化管理上较为欠缺，缺乏数据治理顶层战略规划设计，数据治理体系不够完善。

（三）智能化交互应用有待深入

智能化交互融合建设不深：CDSS 与第三方业务系统的交互，大多集中在临床应用，如医生护士工作站，医技类次之，在治疗类、科研、医管等方向交互应用明显不足。

规则库和知识库建设不全：尽管大部分医院具备合理用药规则库和药品知识库，但在前置审方、处方点评等方面建设不全；三级医院护理、诊疗类规则库和知识库建设覆盖率较低；超半数三级医院预警提醒方式仅为单一的查阅式或弹窗式提醒，缺乏多层次、分级别的预警提醒机制设计。

（四）流程精细化管理有待加强

流程闭环管理功能有待完善：不良事件管理主要集中在事中上报环

节，事前预警和事后处置分析环节建设不足；医院感染管理主要集中在感染上报、分析、确认环节，疑似病例提醒和感染预警建设不足；病历质控管理主要集中在整改通知和提醒环节，质控闭环后半程的追溯、定位、申诉环节建设需要提升。

管理精细化存在不足：超过40%的三级医院缺乏不良事件统一管控，且不良事件覆盖业务较少，目前多集中在医疗和护理，在输血、检查等方面管理不足；手术、输血、会诊等业务统一权限管控实现率较低。

（五）新技术应用范围有限

对于各类新技术应用，受访医院仍处于初级水平，大都未使用。不同级别医院中，三级医院采用各类新技术类型比例均高于其他医院，三级医院使用比例基本在20%左右，应用超过20%的集中在智能导诊、智能影像、5G远程诊断等方向。

AI应用场景较单一：目前AI应用多为诊疗辅助应用（如智能影像和智能诊断等），在科研、教学、患者服务等方面有待进一步发展。

二、参与调查医疗机构现存挑战

对于目前医院以电子病历为核心的智慧医疗建设面临的痛点或难点，设置了当前医院发展建设需求不明确、医疗部门缺乏信息化意识，使用意愿不强烈、缺乏政策支持、缺乏资金支持、软件系统不健全等七项。参与调查的355家医疗机构所选择的现存挑战排在前三位是缺乏资金支持，缺少信息化相关人才支持，医疗部门缺乏信息化意识，使用意愿不强烈，如图1–112所示。

选择"其他"的填写内容包括：缺乏顶层设计、医院领导重视度不够、领导缺乏信息化意识、信息化人才人员流动变化大、实际应用推广难度大等。

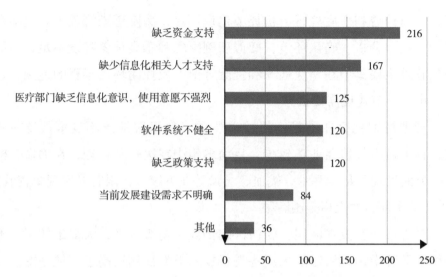

图1-112　以电子病历为核心的智慧医疗建设面临的痛点或难点

　　不同级别医院中，三级医院对于前三位的选择与整体一致，二级医院选择进入前三位的包括软件系统不健全，一级医院选择进入前三位的包括缺乏政策支持，详见表1-75。

表1-75　不同级别医院智慧医疗建设面临的痛点或难点

	三级医院	二级医院	一级医院	未定级	未作答
当前发展建设需求不明确	17（4.8%）	16（4.5%）	40（11.3%）	10（2.82%）	1（0.3%）
缺乏信息化意识，使用意愿不强烈	44（12.4%）	28（7.9%）	41（11.6%）	10（2.82%）	2（0.6%）
缺乏政策支持	38（10.7%）	21（5.9%）	50（14.1%）	10（2.82%）	1（0.3%）
缺乏资金支持	64（18.0%）	51（14.4%）	76（21.4%）	21（5.92%）	4（1.1%）
软件系统不健全	28（7.9%）	29（8.2%）	49（13.8%）	12（3.38%）	2（0.6%）
缺少信息化相关人才支持	43（12.1%）	41（11.2%）	66（18.6%）	14（3.94%）	3（0.9%）
其他	8（2.3%）	4（1.1%）	20（5.6%）	3（0.9%）	1（0.3%）

第四节　电子病历的未来发展趋势

一、参与调查医疗机构智慧医疗建设重点发展方向

针对智慧医疗建设的重点发展方向，参与调查的医疗机构中有175家（49.3%）予以作答，其中71家选择"无"，较为集中提及的发展方向主要在以下内容。

人工智能，具体提到如智能辅助决策、智能导诊、智能客服、AI大模型在临床诊疗全流程中的探索与实践等。

互联网诊疗，具体提到如互联网医院建设、开通远程诊疗、探索分级诊疗、加强医院宣传、摸索运营模式，促进以康复为主线的社区、家庭服务等。

数据利用，具体提到如数据分析、数据治理、专病库建设等。

患者服务，具体提到线上线下一体化的服务、分时段预约和取号就诊的精准服务、健康管理与服务、社区就医或健康指导、慢病管理等。

二、参与调查医疗机构电子病历的未来发展趋势

（一）加强顶层资源规划，构建新布局

加强以电子病历为核心的智慧医疗系统规划，加大资金支持和信息化相关人才支持，统筹建设管理各业务信息系统，提高与相关业务信息系统的集成度，加强管理相关的数据共享交换，提高数据自动化程度，助力医院智能化和精细化管理。应当特别注重提升领导层的信息化意识，提升与医疗管理相关系统的建设。

（二）强化信息基础设施，筑牢新基石

加强信息基础设施建设，是保障电子病历在内的信息系统安全使用运维的基础。在发展中筑牢信息安全底线，强化信息管理制度、重视专门人才培养、提升防护技术手段，建立安全防御体系。严格按照网络安全等级保护的要求，及时开展网络安全测评工作，加强系统网络安全等级保护备案。

（三）综合治理数据安全，建立新范式

依据数据安全相关法律法规，结合医院的数据安全现状，进行数据安全统一规划和统筹管理，建设包含数据安全指导方针、数据安全组织体系、数据安全制度体系、数据安全策略体系、数据安全运营体系、数据安全能力体系的数据安全综合治理体系，推进产品、技术和管理的协同治理，使数据资产可量化、可归类、可评估、可追溯，实现数据共享和业务协同。

（四）打造智慧医疗区域，协同新生态

基于医院电子病历系统，探索更多线上线下诊疗一体化模式，为患者提供更为全面和便利的健康服务，加快临床科研产业化进程，进一步推动更多创新医疗产品、技术或模式的诞生，构建全面协同的健康新生态。向上连接区域中心，向下连接社区，实现以健康管理为目标的区域协同体系新生态。

（五）创新人工智能应用，引领新发展

依托医疗健康数据，聚焦智慧健康前沿趋势、家庭医疗器械产业政策、智慧康养等领域，积极探索引入物联网、VR、5G、区块链、人工智能等新技术，赋能医疗健康事业的创新发展。

第二章　北京地区电子健康档案建设与
共享调阅方案发展现状

第一节　电子健康档案的概念与工作目标

根据原卫生部健康档案基本架构与数据标准（试行）对健康档案的定义，健康档案是居民健康管理（疾病防治、健康保护、健康促进）过程的规范、科学记录；是以居民个人健康为核心，贯穿整个生命过程，涵盖各种健康相关因素，实现多渠道信息动态收集，满足居民自我保健和健康管理、健康决策需要的信息资源。电子健康档案是健康档案数据的电子化形式，存储于计算机中。本书所指的电子健康档案为狭义的电子健康档案，主要指基层医疗机构基本公卫和基层诊疗业务产生的居民健康档案数据。

课题组在前期工作的基础上，深入开展了北京地区基层电子健康档案共享调阅研究。调研区域内医院对于电子健康档案的共享需求，研究电子健康档案共享调阅技术方案，搭建北京地区电子健康档案共享调阅平台原型，选择试点医院进行场景调阅验证，并提出相关工作建议，为推进北京地区电子健康档案共享调阅提供参考，为提升区域医疗业务协同水平提供思路。

第二节　北京地区电子健康档案建设现状

一、政策要求

2008 年，为加强社区卫生服务健康档案的管理，更加有效地开展社区卫生服务工作，北京市卫生健康委发布《北京市社区卫生服务健康档案管理办法》，对健康档案的分级管理和职责、收集、整理及存放、使用权限和保密、保存期限、利用、质量管理、信息化管理提出具体要求。

2020 年，为进一步加强和规范全市居民健康档案管理工作，减轻基层卫生人员负担，在全市推进电子健康档案建设，北京市卫健委发布了《关于推进居民健康档案电子化逐步取消纸质健康档案的通知》，明确提出做好健康档案电子化的工作，做好电子健康档案的建立和管理工作、电子健康档案公开工作。

2018 年以来，北京市卫生健康委员会按照《2018 年度北京市基本公共卫生服务项目绩效考核指标》对各区健康档案相关指标进行考核及督导，主要包括对健康档案建档率和合格率两个指标的考核。电子健康档案建档率 = 核实的电子健康档案数 / 区内常住居民数。健康档案合格率 = 档案中真实并填写合格的份数 / 档案总份数。

二、系统建设历程

2005 年初，原北京市卫生局针对社区卫生健康档案无法电子化等问题，建设了社区卫生服务管理信息系统（一期）项目。系统采用 C/S 结构和 B/S 结构结合的模式，在各基层社区卫生站部署 C/S 结构的社区卫生服务信息系统，在市级建立了健康档案数据库，集中采集了全市 20 多家试点社区卫生服务站产生的 10000 多份社区居民健康档案。健康档案库主要包括成年人、慢性病人等人群信息。

2010 年 9 月，原北京市卫生局在社区卫生服务综合管理信息系统建设的基础上，根据新医改的有关要求，建设了新社区卫生服务综合管理信息系统。截至 2014 年 12 月，全市完成 1 个市级平台、14 个区县平台、284 家社区卫生服务中心、119 家独立社区卫生服务站、1197 家社区卫生服务站的上线。健康档案内容包括：个人健康档案、家庭健康档案、社区健康档案等，具体包括：社区、家庭、个人基本信息，健康基本信息，如个人病史、家族病史、个人的日常生活行为习惯（包括吸烟、饮酒、饮食、睡眠、锻炼）、躯体功能评估等。

2020 年 12 月，根据《国家基本公共卫生服务规范（2017 年版）》、家庭医生签约、慢病精细化管理、人群分类管理等政策及业务要求，建设完成北京市基层医疗与公共卫生管理服务信息系统建设项目。

系统采用 B/S 模式部署，支持市区两级集中部署，整合 16 个区 2023 家乡镇卫生院、社区卫生服务中心（站）分散的健康档案信息，将原先分布在各社区机构的居民健康信息与诊疗、公共卫生服务记录均交换整合，汇总至市平台数据中心，各医疗卫生机构可通过平台调阅居民社区健康档案，实现居民健康状况的全景信息视图。电子健康档案信息库主要由个人基本信息和主要卫生服务记录两部分组成。对市平台汇聚的真实客观的数据进行整合和分析挖掘，支撑基本公共卫生的绩效考核。完成了与计免系统、药采平台、精防系统、妇幼系统、中医馆系统 5 个纵向业务系统的数据对接，实现了公共卫生服务信息的共享。建立居民健康信息门户，在市卫生健康委统一 App 入口提供社区卫生服务 App，面向公众提供健康档案查询功能。

三、健康档案数据现状

（一）数据采集

截至 2022 年底，全市健康档案共计约 1820 万份，来自全市 352 家社区卫生服务中心（含乡镇卫生院）、1707 家社区卫生服务站、220 家社区卫生独立站，共计 2279 家社区卫生服务机构。

（二）数据质量评价

据 2022 年北京市基本公共卫生服务项目绩效自评报告，截至 2022 年底，全市市级平台现有健康档案共计约 1820 万份，常住人口为 2184.3 万人，居民规范化电子健康档案覆盖 1414.776 万人，有动态记录的健康档案 1102.6862 万份，电子健康档案建档率为 83.32%，规范化电子健康档案覆盖率为 77.73%，活档率为 60.59%。

1. 各类健康档案使用情况（详见表 2-1）

表 2-1　健康档案数据情况表

数据分类	二级分类	数据项	必填项	数据量
个人基本信息	个人基本信息	个人基本信息、既往病史（疾病、手术、外伤、输血）、家族史、遗传病史、残疾情况、生活环境	个人基本信息	1917.8134 万
健康体检信息	健康体检信息	一般状况、生活方式、脏器功能、查体、辅助检查、现存健康问题、住院治疗情况、主要用药情况等	一般状况、生活方式、查体、辅助检查	637.7858 万
重点人群信息	0—6 岁儿童健康管理记录	访视信息（基本信息、疾病筛查、喂养情况、五官等）儿童体检（基础信息、体格检查、发育评估、指导意见等）	访视信息（基本信息、喂养情况、五官等）儿童体检（基础信息、体格检查、发育评估）	360.4837 万

续表

数据分类	二级分类	数据项	必填项	数据量
重点人群信息	孕产妇健康管理记录	产前检查服务记录（个人基本信息、妇科检查、辅助检查、总体评估等）产后健康检查记录（心理情况、恶露、乳房、子宫、伤口、指导、转诊等）产后42天健康检查记录（心理情况、恶露、乳房、子宫、伤口、指导、处理等）	产前检查服务记录（个人基本信息、总体评估）产后健康检查记录（恶露、乳房、子宫、伤口）产后42天健康检查记录（恶露、乳房、子宫、伤口、处理）	1604.1711万
	65岁以上老年人健康记录	老年人生活自理能力评估	老年人生活自理能力评估	417.7806万
	高血压患者随访记录	症状、体征、生活方式指导、用药情况、辅助检查、转诊等	症状、体征、生活方式指导、用药情况	292.3223万
	2型糖尿病患者随访记录	症状、体征、生活方式指导、用药情况、辅助检查、转诊等	症状、体征、生活方式指导、用药情况	86.7578万
	严重精神障碍患者管理记录	监护人信息、基本信息（知情同意、发病时间、就业情况等）、既往主要症状、既往治疗情况、自知力、睡眠及饮食情况、社会功能、危险行为、关锁情况、用药依从性、药物不良反应、治疗效果、用药情况及指导、康复措施等	监护人信息、基本信息（知情同意、发病时间、就业情况等）、既往主要症状	—
	肺结核患者管理记录	痰菌情况、耐药情况、症状及体征、用药、家庭环境评估、生活方式评估、健康教育及培训、转诊等	症状及体征、用药	—
医疗信息	其他接诊、转诊、会诊记录	其他接诊（诊断、处方等）、转诊、会诊记录	其他接诊（诊断、处方等）	948.6752万
疾病控制信息	预防接种信息、传染病报告卡、职业病、食源性疾病	预防接种信息、传染病报告卡、职业病、食源性疾病	预防接种信息、传染病报告卡、职业病、食源性疾病	—

　　备注：以上数据来源于北京市基层卫生支撑平台、北京市妇幼网络信息系统。数据统计截止时间为2023年10月。严重精神障碍患者管理数据、肺结核患者管理记录、疾病控制信息为垂直业务系统数据，暂无法获取。

2.各区健康档案数据汇聚情况

区级平台与市级平台中存储的电子健康档案数据略有差异,市级平台中数据量比区级平台约多133万份,主要为已经死亡或已经离开区域的居民档案状态未及时更新等原因造成的数据冗余,详见表2-2。

表2-2 区级平台与市级平台健康档案数量对比表

序号	区县名称	区级平台业务系统健康档案数据	市级平台健康档案数据	差异
1	东城区	1014555	729325	-285230
2	西城区	960829	1042276	-81447
3	朝阳区	3001038	3390779	-389741
4	丰台区	1176726	1170499	6227
5	石景山区	441569	453232	-11663
6	海淀区	2433129	2501558	-68429
7	门头沟区	289642	302783	-13141
8	房山区	1096501	1196967	-100466
9	通州区	1448844	1319377	-129467
10	顺义区	912346	1025830	-113484
11	昌平区	1988699	2684473	-695774
12	大兴区	1588055	1742343	-154288
13	怀柔区	351739	367233	-15494
14	平谷区	398489	426816	-28327
15	密云区	464849	533523	-68674
16	延庆区	279055	291120	-12065
	总计	17846065	19178134	-1332069

（三）居民电子健康档案存在的问题

1.居民电子健康档案管理水平有待进一步提升

北京地区电子健康档案管理有关的政策出台较少，针对电子健康档案的考核指标仍以国家基本公卫考核内容为依据，未形成针对北京地区特有的电子健康档案考核指标。同时，缺少针对全市电子健康档案更新、查重管理和考核要求、分工及流程。

2.不同种类的电子健康档案数据需全面整合和共享

北京地区健康档案数据来源于基层系统、区域平台电子病历库、区域卫生信息平台、疾控业务系统、妇幼业务系统等，健康档案数据资源分散在不同的数据库中，数据孤立存在，且因部门之间缺失健全的数据共享机制，尚未建立全市统一的健康档案信息互联互通和大数据应用平台，难以推进实现全面的数据共享、数据互补更新，数据开放程度较低，各系统已有健康档案数据的价值难以发挥和展现。造成健康档案数据的"流动性"和"可获取性"较弱，数据碎片化较为严重，影响了电子健康档案更新的及时性与完整性。各系统通常由不同部门建设，即使完成了接口和部分业务功能上的对接，但由于系统之间存在数据结构上的差异，医务人员仍习惯沿用原有系统的建档模式，对整合后的系统使用率不高。同时，不同类别数据的质量参差不齐，数据治理水平有待提升。

3.各类健康档案系统标准不一致，健康档案共享调阅有待加强

健康档案数据来自不同的业务系统，数据采集途径多样，各个信息系统都有自己的标准体系，系统之间缺乏统一的标准。市级基层系统全面上线后，各区已将居民医疗卫生服务信息自动汇总到区级电子健康档案库中，保持了资料的连续性。但目前仅实现了区域内部社区机构之间健康档案的调阅，且调阅应用范围和频率需进一步提升，跨区域的健康档案调阅功能尚未启用。尚未建立全市统一的健康档案共享调阅方案，健康档案统筹管理水平有待加强。

4.缺少电子健康档案宣传推广力度，居民对电子健康档案的重视程度不够

部分社区医疗机构欠缺专职管理人员和相应的软硬件设备资源，无法满足日益增长的居民健康管理要求。由于社区医疗机构对健康档案效用的宣传不够，社区居民未认识到个人健康信息采集的重要性，少数人甚至心存疑虑，担心个人隐私泄露，使得健康档案信息的采集不及时、不全面。

第三节　北京地区基层电子健康档案共享需求分析

一、需求调研背景

围绕本次课题研究内容，对北京市健康档案信息共享需求进行深度调研，详见图 2-1。调查对象主要有两类，包括医疗机构及区域卫生健康委。医疗机构覆盖三级、二级医疗机构，共计 11 家，包括中国医学科学院附属阜外医院、首都医科大学附属北京中医医院、首都医科大学附属北京世纪坛医院、首都医科大学附属复兴医院、首都医科大学附属北京天坛医院、北京老年医院、清华大学附属北京清华长庚医院、北京大学肿瘤医院、北京市中西医结合医院、北京四季青医院、北京市中关村医院（其中，北京四季青医院、北京市中关村医院为二级医疗机构，其余为三级医疗机构）。区域覆盖了统建区与自建区，分别为海淀区与朝阳区。

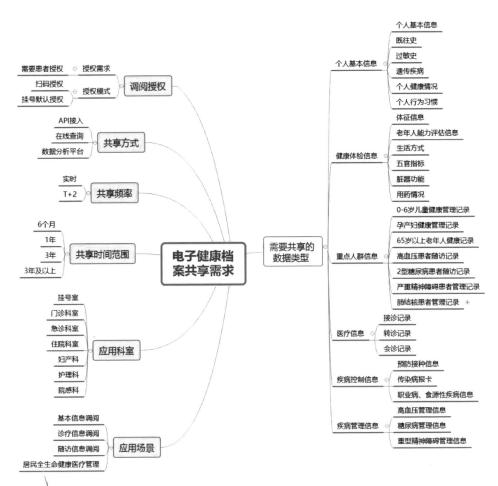

图 2-1　电子健康档案共享调阅需求调研

调研的内容主要包括共享的数据内容、主要用途与应用场景、共享数据迫切程度、共享数据时间范围、共享频率、共享方式、调阅授权七方面内容。其中，共享的数据内容主要根据《国家基本公共卫生服务规范（第三版）》进行编制，具体情况如表 2-3 所示。

表2-3　共享的数据内容

数据分类	二级分类	详细数据
个人基本信息	个人基本信息	个人基本信息、既往史（疾病、手术、外伤、输血）、家族史、遗传病史、残疾情况、生活环境
健康体检信息	健康体检信息	一般状况、生活方式、脏器功能、查体、辅助检查、现存健康问题、住院治疗情况、主要用药情况等
重点人群信息	0—6岁儿童健康管理记录	访视信息（基本信息、疾病筛查、喂养情况、五官等） 儿童体检（基础信息、体格检查、发育评估、指导意见等）
	孕产妇健康管理记录	产前检查服务记录（个人基本信息、妇科检查、辅助检查、总体评估等） 产后健康检查记录（心理情况、恶露、乳房、子宫、伤口、指导、转诊等） 产后42天健康检查记录（心理情况、恶露、乳房、子宫、伤口、指导、处理等）
	65岁以上老年人健康记录	老年人生活自理能力评估
	高血压患者随访记录	症状、体征、生活方式指导、用药情况、辅助检查、转诊等
	2型糖尿病患者随访记录	症状、体征、生活方式指导、用药情况、辅助检查、转诊等
	严重精神障碍患者管理记录	监护人信息、基本信息（知情同意、发病时间、就业情况等）、既往主要症状、既往治疗情况、自知力、睡眠及饮食情况、社会功能、危险行为、关锁情况、用药依从性、药物不良反应、治疗效果、用药情况及指导、康复措施等
	肺结核患者管理记录	痰菌情况、耐药情况、症状及体征、用药、家庭环境评估、生活方式评估、健康教育及培训、转诊等
医疗信息	其他接诊、转诊、会诊记录	其他接诊（诊断、处方等）、转诊、会诊记录
疾病控制信息	预防接种信息、传染病报告卡、职业病、食源性疾病	预防接种信息、传染病报告卡、职业病、食源性疾病
其他	其他	其他

　　围绕上述问题各机构填写了调查问卷，课题组对问卷内容进行统计分析，得出了以下各级卫生医疗机构针对健康档案信息共享的共性需求。

二、医疗机构共享调阅需求

（一）业务应用需求

电子病历系统应用水平分级评价与国家医疗健康信息互联互通标准化成熟度测评是考察医疗机构智能化水平的主要方法。电子病历系统应用水平分级评价是对电子病历系统的功能、应用、数据质量情况进行分级评价的具体标准，该评价可以极大地促进医疗大数据质量的完善，避免数据沉睡、防止医疗差错、提高医疗的质量安全。电子病历系统应用水平分级评价从低到高分为0—8级九个级别，其中，7级主要考核医疗安全质量管控与区域医疗信息共享能力，8级主要考核健康信息整合与医疗安全质量持续提升能力。国家医疗健康信息互联互通标准化成熟度测评（以下简称医院互联互通测评）的目的是以测促用、以测促改、以测促建，有效促进医疗机构打破信息孤岛，实现互联互通和信息共享。互联互通测评等级越高，证明医院整体信息化建设和应用水平越好，患者越能享受到更高质量的就诊服务，这是证明医院综合实力的重要指标之一。医院互联互通测评分为五级七等，一级和二级主要要求数据集的标准化，三级更偏重对共享文档和数据整合的考察，四乙四甲主要考察医院的业务协同、信息共享的信息平台，五乙五甲考察医院互联互通的实际应用效果。综上所述，从电子病历系统应用水平7级及互联互通测评四级开始，就需要医疗机构具备与区域平台的数据共享能力。

对于临床医生而言，如果能够快速获取患者完整、准确的健康信息，能够有效保障诊疗服务质量，同时提升医生工作效率。因此，无论从医院本身智能化管理水平还是从临床医生诊疗服务质量来说，电子健康档案共享调阅都是医院长期化需求，也是建立智慧医院的必然要求。

根据医疗机构的反馈结果，健康档案信息主要共享于门急诊、住院诊疗及诊后随访等场景，门急诊住院主要涉及内科、妇产科、护理科、院感科、疾控科等科室，以满足基本信息调阅、诊疗信息调阅、随访信息调阅、居民全生命健康医疗管理等需要。主要应用场景有三类：诊疗服务、诊后随访、转诊。

在门急诊及住院诊疗过程中，医生获取患者的基础健康档案或在其他医院的诊疗信息，可以全面掌握和了解患者过去就医及其健康状况，为其诊疗提供更多的决策依据，能较大程度地提高医疗服务质量和效率。在诊后随访过程中，尤其是慢病和肿瘤患者，需要跟踪患者的诊后/出院状态，以掌握治疗效果，促进医疗水平提升。在转诊过程中，上级医疗机构可以快速了解患者在基层医疗机构的用药情况、诊治情况，从而对患者快速采取精准治疗，促进大中型医院与社区卫生服务机构之间进行业务联动。这样既保证了诊疗效果，又合理有效地利用了医疗资源。

（二）共享数据需求

根据医疗机构实际业务场景，调研其对电子健康档案数据调阅的需求，数据内容主要包括个人基本信息、健康体检信息、重点人群信息（0—6岁儿童健康管理记录、孕产妇健康管理记录、65岁以上老年人健康记录、高血压患者随访记录、2型糖尿病患者随访记录、严重精神障碍患者管理记录、肺结核患者管理记录）、基层诊疗信息（其他接诊、转诊、会诊记录）、疾病控制信息（预防接种信息、传染病报卡、职业病、食源性疾病），对于数据需求的状态分为A需要且急需、B需要且一般、C不需要。

各医疗机构反馈情况详见表2-4、图2-2。

表 2-4 数据需求统计表

	个人基本信息	健康体检信息	0—6岁儿童	孕产妇	65岁老人	高血压	糖尿病	精神障碍	肺结核	基层诊疗	疾病控制
阜外医院	A	A	A	A	A	A	A	C	C	A	B
中医医院	A	A	B	C	B	B	B	B	C	A	A
天坛医院	B	A	A	A	A	A	A	A	A	A	A
老年医院	B	B	C	C	B	B	B	C	B	B	B
肿瘤医院	B	C	C	C	B	C	C	C	B	B	B
中关村医院	B	B	C	C	B	B	B	C	C	B	B
世纪坛医院	A	B	C	C	A	A	B	B	B	A	B
清华长庚医院	A	B	B	B	B	A	A	B	A	A	B
复兴医院	A	A	B	C	B	B	B	B	C	A	A
四季青医院	C	B	C	B	B	B	B	B	B	B	C
中西医结合医院	B	B	B	B	B	B	B	B	B	B	B

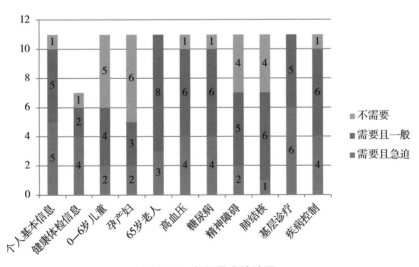

图 2-2 数据需求统计图

其中，基层诊疗信息、65 岁以上老人健康记录信息需求率为 100%，11 家医疗机构均对以上数据有共享调阅需求，且 11 家医疗机构中分别有 54.5%、27.3% 的机构认为以上两项数据共享迫切；个人基本信息、健康体检信息、高血压患者随访记录、2 型糖尿病患者随访记录、疾病控制信息需求率为 90.9%，其中个人基本信息需求比较迫切；0—6 岁儿童健康管理记录、孕产妇健康管理记录、严重精神障碍患者管理记录、肺结核患者管理记录共享需求较低，共享需求率分别为 54.5%、45.5%、63.6%、63.6%，分析其原因主要为 0—6 岁儿童及孕产妇健康信息在北京市妇幼管理系统中进行闭环管理，其数据更为详细。调研的 2 家二级医疗机构对以上数据内容的需求均为一般，其对于中大型三甲医院的电子病历数据共享需求更为迫切。

（三）共享范围及频率

对各机构对于信息共享的方式、频率、时间范围进行统计，具体反馈情况如下：

共享方式方面，11 家医疗机构均选择采取 API 接入或在线查询方式；其中，63.6% 的医疗机构选择 API 接口方式接入，36.4% 的医疗机构选择在线查询的方式。

共享频率方面，医疗机构选择集中在实时、T+2 两个选项。

共享时间范围方面，所有医疗机构均选择 1 年以上数据，其中，5 家选择 1 年，1 家选择 3 年，5 家选择 3 年及以上。与电子病历不同，医疗机构对于基层电子健康档案的数据共享时间范围要求较长。

（四）授权机制

调研的 11 家医疗机构均认为，电子健康档案共享调阅应取得患者授权，其中 8 家医疗机构建议采用默认授权方式，3 家医疗机构建议采用扫码授权方式。

三、区域共享调阅需求

以朝阳区和海淀区为例：

（一）朝阳区

1.建设现状

朝阳区卫健委所属，共6家医院及区内240多个医疗卫生服中心站点，负责全区近400万常住人口医疗就医保障服务，每年产生近千万次的诊疗服务数据。近年来，朝阳区卫健委建立了数据资源管理体系，完成了现有数据资源的统一管理、共享，且在数据共享方面主要以区域平台提供服务为主要方式。目前，区平台对所属6家医院及医疗卫生中心站点的全量诊疗数据进行汇聚，对同业务多厂商多元异构的数据进行标准化处理。创建所属医院患者的主索引，并通过健康记录的形式进行统一展示。

2.共享调阅需求

（1）个人场景

通过App／小程序，面向患者开放个人健康档案信息。涵盖区属医院内的门诊、住院、药品、检查、检验等诊疗过程的全记录数据。通过朝阳区互联网诊疗平台公众号，开放给患者，使患者更快捷地查询个人的历次就诊信息。

（2）家庭场景

通过App／小程序，面向亲属（老人、孩子）开放健康档案信息。区属医院开展业务各具特色，有中医专科、综合、精神类专科等。其中存在老人、小孩及无行为能力的患者。为了使亲属或监护人有更便捷的途径了解患者的健康状况，可通过患者本人授权的形式，把健康记录信息开放给被授权人，以达到健康记录的共享，助力每个家庭的健康意识成长。

（3）诊疗场景

未来可以面向诊疗需求，定期推送个人信息、诊疗信息、体检、检验、检查、处方、孕妇建档信息、免疫预防、慢病信息等居民健康信息及个人健康画像。此外，在转诊、会诊过程中，实现对基层电子健康档案数据共享，全面掌握患者健康状况，实现精准医疗，提升医疗服务质量与效率。

（二）海淀区

1. 建设现状

海淀区区属医疗机构 140 余家，非区属医疗机构 70 余家。目前，基本公卫与基层诊疗业务使用的是市级统建的北京市基层医疗与公共卫生管理服务信息系统，同时建设了区域全民健康平台、区域健康大脑及健康海淀公众号，面向医疗机构与居民提供健康服务。详细情况如下：

海淀区计划通过区域全民健康平台实现区域内医疗机构的互联互通，海淀区于 2023 实现通过档案浏览器方式显示区域电子健康档案的共享调阅（根据实际需要提供 B/S、C/S 两个版本）。

健康海淀公众号向居民提供区域医疗机构简介、预约挂号、家庭医生签约、健康档案、电子胶片、电子处方查询等服务。其中，健康档案目前只开放了基础信息，每年查询量约为 1000 余人次，后续将陆续开放其他信息。

2. 共享调阅需求

实现电子建档档案全市实时共享调阅不仅可以辅助医疗机构实现精准医疗，提升医疗服务水平，还可以有效避免重复建档问题，重复家庭医生签约问题，有效保障基本公共卫生服务管理效果。此外，区属医疗机构更迫切需要电子病历数据，用于对基层诊疗的指导。

电子健康档案共享调阅授权方面，海淀区认为随着《个人信息保护法》等法律出台，在电子健康档案共享调阅过程中授权是极其必要的，但授权过程会影响就医便捷性，建议考虑扫码授权、泛知情同意授权等便捷性授权方式。

海淀区区域全民健康平台后续可与市级平台对接支撑区属医疗机构电子健康档案共享调阅。

四、小结

对医疗机构及区域卫生健康委反馈的电子健康档案共享调阅需求进行分析，共享调阅的数据内容主要分为三类：第一类是需要且急需的个人基础信息、基层诊疗数据、65 岁老年人健康记录；第二类是需要且一般的健康体检、疾病控制、高血压等慢病随访数据；第三类是需求较小的 0—6 岁儿童健康管理记录、孕产妇健康管理记录、严重精神障碍患者管理记录、肺结核患者管理记录数据。数据时间范围为 1 年及以上。在电子健康档案共享调阅过程中建议采用默认授权的方式征得患者同意。

主要应用场景有四类，一是面向健康管理的共享需求，二是面向诊疗服务的共享需求，三是面向卫生管理的共享需求，四是面向科研管理的共享需求。其中科研需求不属于电子健康档案共享调阅范畴，本章第四节"电子健康档案共享调阅方案的设计"不对该需求进行响应。

（一）面向健康管理的共享调阅需求

随着经济的发展，城乡居民迫切需要享受更高品质的医疗卫生服务，及时获取有效的医疗保健信息，提高生活质量。面向健康管理的电子健康档案共享调阅需求主要如下：一是可以随时随地查询掌握自己的健康信息，便于进行自我医疗管理、制定自我疾病防范及维护自己的健康档案信息。二是掌握亲属（尤其是老人、儿童）的健康信息，以便掌握亲属健康状况，及时处理亲属健康问题。

（二）面向诊疗服务的共享调阅需求

在诊疗服务过程中，医生希望快速、准确地获取患者健康信息，以便提升诊疗服务质量、服务效率，便于开展远程咨询会诊、转诊、转检、慢性病跟踪监控等服务；居民希望其就诊医生能及时查阅自己的健康档案及诊疗信息，从而使就诊医生更好地为自己服务，并可以通过治疗安全警示、药物过敏警示等有效减少医疗事故，可对不必要的检验／检查进行提示，逐步缓解"看病贵"的问题。

考虑到电子健康档案数据量较大，建议通过档案浏览器及健康画像的方式调阅患者健康档案信息。

（三）面向卫生管理的共享调阅需求

面向卫生管理服务，可在首次进行健康档案建档及家庭医生签约中，进行电子建档档案共享调阅，防止重复签约、重复建档现象发生。此外，在电子建档档案共享调阅服务支撑方面，调研的海淀区、朝阳区均表示希望通过区级平台支撑区属医疗机构的电子健康档案共享调阅，掌握调阅效果及情况。

第四节　电子健康档案共享调阅方案的设计

一、工作目标

《"十四五"全民健康信息化规划》、《关于做好 2023 年基本公共卫生服务工作的通知》（以下简称《通知》）要求，应在省域内建设统一的电子健康档案管理平台，进一步推进电子健康档案管理平台与区域范围内医疗卫生机构电子病历系统及妇幼保健、免疫规划、慢病管理、地方病防治、老年健康信息等重点公共卫生业务系统的条块融合和信息共享，同时调动居民参与记录、更新、使用电子健康档案的积极性，提高电子健康档案利用效率和质量，实现每个居民将拥有一份动态管理的电子健康档案，提升全民整体健康水平。

为落实文件要求，积极推动电子健康档案共享应用工作，构建市、区两级健康档案数据共享机制，通过档案浏览器满足居民、各级医疗机构、各级卫生健康管理部门对居民健康档案信息的共享需求，切实提高电子健康档案利用效率和质量。工作按照实施原则，分阶段逐步推进，第一阶段选取试点区域及医院，遵循范围逐步扩大、信息资源逐步扩展的原则，有限提供基础信息、基层诊疗数据、65 岁老年人数据；第二阶段，根据应用及数据汇聚情况，数据范围逐步扩大到体检、疾病控制、慢病管理、妇幼、产妇数据，试点范围扩大到北京市全部区县及医疗机构。

二、重点任务

（一）逐步向个人开放电子健康档案，促进实现个人健康管理

以居民电子健康档案普及推广和务实应用为导向，充分发挥电子健康档案的基础信息支撑和便民服务作用。按照规范、安全、方便、实用等原则，在依法保护个人隐私的前提下，进一步优化居民电子健康档案经居民本人授权在线调阅和面向居民本人开放使用的服务渠道及交互形式，通过京通手机 App、114、健康北京等微信 / 支付宝小程序，逐步向个人开放电子健康档案。

进一步明确电子健康档案向个人开放的内容，分步向居民开放个人基本信息、健康体检信息、重点人群健康管理记录和其他医疗卫生服务记录等。对于儿童、老年人等不适合使用手机的群体，应当在本人或者

其监护人知情同意的基础上依法依规向个人开放。同时，探索居民参与的电子健康档案纠错更新机制，共同提升居民电子健康档案数据质量，促进电子健康档案数据应用。

（二）实现面向诊疗过程的电子健康档案互通共享，助力提升医疗服务质量及效率

进一步推进电子健康档案数据平台与区域及医疗机构互联互通与信息共享，加强高血压、2型糖尿病等慢性病患者、老年人、妇女儿童等重点人群健康信息在医疗体系内高效互联，通过信息技术助力医院与基层医疗卫生机构建立上下联动、分层分级信息共享机制，向需要上级医疗机构明确诊断与治疗的患者，提供稳定高效的档案信息共享服务支撑，保障在居民就医时，医务人员能够通过医生工作站等途径获取患者健康档案，全面了解居民的健康状况，存在的危险因素，所患疾病的检查、治疗以及病情变化等，从而对居民的健康状况做出综合评估，采取更具针对性的治疗措施，更好地控制疾病的发生和发展。

（三）建立健康档案、家庭医生签约查重机制，助力提升健康档案管理成效

进一步健全市级—区级—社区卫生服务机构三级健康档案服务质量管理与控制体系，规范健康档案、家庭医生签约服务流程，进一步明确健康档案、家庭医生签约服务数据维护与管理责任，本着"谁录入、谁负责、谁签约、谁管理"的原则，各社区卫生服务机构应做好数据采集、整合、更新工作，对死档及解约数据进行及时处理，及时上传至区级平台。各区卫生健康委应做好宣传与指导，及时将机构上传的数据同步至市级平台。市医疗指导中心要明确签约服务数据查询统计路径、规范及要求，指导区级和社区卫生服务机构开展签约服务数据统计管理，切实保障健康档案及签约数据准确、信息规范有效，保障全市健康档案及家庭医生签约服务高质量发展。

（四）加强对应用数据的安全监督与指导，做好电子健康档案共享调阅技术保障

构建市区两级电子健康档案共享调阅平台，通过档案浏览器支撑面向诊疗服务、个人健康管理的电子健康档案查询与更新服务，支持健康档案与家庭医生签约查重服务，同时面向卫生健康管理部门提供档案调阅监管与统计分析服务，提升健康档案使用率及管理成效。医疗机构做好院内信息化改造工作。各级部门重视电子健康档案信息安全，严格按照国家网络安全法规要求和健康医疗数据保密规定，加强网络信息安全防护、关键信息基础设施保护、信息系统等级保护和应急保障，加强对电子健康档案数据传输、共享应用的监督指导和安全监管，在电子健康档案共享调阅过程中要求进行身份认证与患者授权，防止个人信息外泄和盗用，保障健康档案信息安全。

三、组织与分工

电子健康档案管理工作应遵循"统一领导，分级管理"的原则。

北京市卫生健康委负责全市居民电子健康档案共享工作推进，制订整体计划并监督管理，针对档案共享进行进度与质量管理，组织市级层面宣传工作。

北京市医疗卫生服务管理指导中心结合业务需求制定档案共享机构范围标准，确定档案共享数据范围标准，完善档案共享相关考核与管理标准。

北京市卫生健康大数据与政策研究中心负责市级电子健康档案共享调阅平台建设工作，同时提供基础网络与集成环境支撑服务，组织管理信息系统档案共享改造工作，提供档案工作相关系统运维保障服务。

各区卫生健康委做好基层居民电子健康档案的共享调阅宣传工作，

支撑区域医疗机构对电子健康档案共享调阅的需求，并实现共享过程中的监督管理，负责完善区级档案质量管理工作。

各医疗机构在电子健康档案共享过程中需配合完成院内信息系统改造工作，按要求开展电子健康档案共享调阅与授权工作，并做好对应的宣传教育工作。

四、保障措施

（一）强化组织管理，推动工作落地

各级卫生健康行政部门、各级医疗机构应重视电子健康档案共享调阅工作。卫生健康行政部门充分发挥行业主管部门的统筹指导作用，强化目标导向，将健康档案共享调阅工作作为全面提升医疗水平的重要内容一并推进，同时将其纳入医疗机构绩效考核中。加强组织领导、明确责任人员、分解工作任务，合理量化医疗卫生机构和医务人员依托电子健康档案提供服务的工作量，实现工作量、工作质量、满意度等多维度绩效评价，发挥绩效评价的激励作用，推动电子健康档案应用落地。

（二）鼓励全员参与，实现多方互联

各区卫生健康行政部门和各医疗机构要进一步巩固"以患者为中心"的服务理念，广泛利用传统媒体和新媒体，通过多种途径和群众喜闻乐见的方式，持续加强基本公共卫生服务宣传，营造良好氛围，充分调动医务人员与社会各界参与共享调阅的积极性，努力构建"政府主导—医院主体—基层协同—患者参与"的多元共建共治新格局。鼓励通过多种途径激励居民利用健康档案，培养居民利用健康档案的习惯，调动居民个人参与自我健康管理的积极性。

（三）持续改进提升，形成长效机制

持续改进提升电子健康档案数据质量，依据《国家基本公共卫生服务规范（第三版）》，指导医疗卫生机构通过多种渠道动态更新和完善档案内容；采取多种途径加强对健康档案内容的核查甄别与数据质量控制；建立健康档案质量管理指标体系；实现多业务、多维度的健康档案数据质控，确保档案内容真实、准确；将工作中形成的好经验、好做法及时转化为政策要求，为医疗健康服务高质量发展奠定更为坚实的基础。

第五节　电子健康档案共享调阅实施建议

一、以政策规范为指引，健全电子健康档案管理体系

建议出台电子健康档案管理政策与规范，明确电子健康档案采集、更新、共享、应用的要求、分工及流程，形成业务流程的闭环管理机制，对电子健康档案资源进行全过程管理。同时，根据业务要求制定考评管理办法，对相关单位健康档案数据采集及应用情况进行考核，完善绩效分配激励机制，调动承担服务的医疗卫生机构和医务人员的积极性，通过"以用促评、以评促建"促进电子健康档案完整、准确、安全、互通、互认。

二、加强数据治理水平，助力电子健康档案数据质量提升

数据质量是实现电子健康档案共享应用的基石，建议根据医疗机构的实际需求，从数据范围和数据可用性两个维度促进数据质量提升。数据范围方面，补充基层电子健康档案中缺少的疾病控制等信息，促进基层电子健康档案中精神病防治等垂直系统数据的下沉与对接，完善电子

健康档案数据的广度，实现"每个居民拥有一份完整的居民电子健康档案"。数据可用性方面，业务部门应严格规范业务流程，同时联合信息化部门，通过信息系统限制系统用户输入内容，制定数据校验规则，批量处理问题数据，减少数据质量问题出现的情况。

三、明确组织与分工，推动电子健康档案便民惠民业务落地

建议强化组织与分工，建立"市长牵头、三医联动、信息化支撑、纪检督办"的组织架构，明确组织、职责与分工，并建立"一把手例会"高效沟通机制，由纪检部门监督工作落实情况。同时，加大对居民电子健康档案应用的宣传，将居民纳入电子健康档案建设与应用的参与者与促进者，提高居民自我健康管理能力，培养居民良好的就医习惯，促进电子健康档案建设与应用。

第三章　互联网诊疗在北京地区的应用现状与挑战

第一节　互联网诊疗的概念与发展

互联网诊疗是指利用互联网技术和信息通信技术，将医疗服务、信息和资源进行数字化、网络化、智能化整合，为患者提供更便捷、高效、个性化的医疗健康服务。在国外，互联网诊疗已经取得了显著的发展成果。

一、国外互联网诊疗的发展

互联网诊疗在国外起步较早，现已形成较为成熟、完善的管理和组织模式。

第一，国外大量学者在互联网诊疗服务设计方面做了大量研究。Luis Velez Lapao 等学者运用设计科学研究方法对在线药学服务进行了全面的设计、开发、演示和评估。该研究提出了互联网诊疗服务设计的关键步骤，包括总结问题、确定解决方案目标、服务与平台设计与开发、用户试用和反馈以及服务有效性评估。Mladen Milosevic 等学者运用软件工程的知识体系，研究了以社区居民为用户主体的移动医疗手机应用服务的设计与开发，主要流程包括用户需求分析、服务的功能定位、服务的框架设计以及实施。通过这些设计过程，研究者为移动医疗服务的实施提供了技术支持。Judy Gold 等学者认为在线社交网站覆盖大量人群且可以提供双向互动的渠道，并为促进人群健康营造了积极环境，同时对互联网诊疗健康干预服务的发展和实施提出建议：一是创建和培养一个多学科人才的团队；二是申请和获得伦理、法律和相关组织机构的批准；三是确保足够的开发与维护资源；四是激发用户兴趣；五是保持用户的参与度；六是利用用户关系网进行信息共享，促进服务扩散；七是定义与衡量成功。这些建议为互联网诊疗服务的实施提供了实用指导。

第二，在互联网诊疗服务模式方面，大量国外学者从不同角度在该领域展开研究。Heui Sug Jo 等学者通过市场细分来了解互联网诊疗健康信息的使用和影响特征，从而得出韩国主要的互联网诊疗服务模式：普通健康信息提醒、特殊疾病信息获取、线上健康商品购买以及线上医院预约，同时提出服务模式的选择受到年龄、收入水平、受教育程度、居住面积、所在地区等因素的影响。Devin M Mann 等学者指出新冠疫情的暴发使美国远程医疗的使用快速增长，通过研究得出关于患者和医疗服务提供者在使用远程医疗方面的可行性和产生影响的数据，以及它对美国卫生系统提供紧急与非紧急医疗服务的影响，多元化远程医疗平台的普遍使用将驱动医疗服务模式的转型。这说明互联网诊疗在应对紧急和非紧急医疗服务方面具有广阔的应用前景。Oresti Banos、Santosh Kumar 等学者研究认为用户日常享受移动医疗相关服务、使用相关移动设备可以改善个人健康、监控用户状态、迅速进行疾病诊断并进行及时干预，同时可以促进患者医疗健康信息共享从而形成互联网大数据平台，这将有利于诊疗服务的开展、保障患者的健康并提高患者满意度。这一观点强调了互联网诊疗服务模式的创新和个性化。

第三，在互联网诊疗的政策制度相关领域，各国学者也做了深入的研究。Jordan Harrod 系统地研究了美国的健康保险流通与责任法案（HIPAA），该法案对多种医疗健康服务均有规范作用；随着互联网诊疗的发展，医疗信息数据安全面临更大挑战，因此 HIPAA 不断增加额外法规，保障患者医疗信息安全，监管医疗机构对医疗数据的保障力度，同时为相关机构提供医疗数据保护措施。Simon Bo Larsen 等学者以丹麦为背景，设计远程医疗"共享服务中心"（CSSC）课题为出发点，来探讨远程医疗跨领域实施方案与相关制度，对相关财政政策与法律制度等方面做了阐述，规避互联网诊疗服务的"灰色地带"。Robin Ohannessian 等学者指出，大多数国家在远程医疗服务领域缺乏授权、整合和报销的监管框架，而新冠疫情的暴发暴露了远程医疗在公共卫生问题应对措施方面的短板，促使各国对监管体系进行完善，以确保其在公共卫生问题应对方面的有效性。这反映了政策制度在推动互联网诊疗发展中的关键作用。

互联网诊疗的研究和应用在国外取得了丰硕成果，涉及服务设计、服务模式和政策制度等多个方面。服务设计研究强调了互联网诊疗服务的创新和用户参与。服务模式研究突出了服务模式的多样性和在特定背景下的适用性。政策制度研究强调了在互联网诊疗发展中监管框架的不断完善。随着科技的不断进步和社会需求的不断增长，互联网诊疗将继续发挥重要作用，为全球提供更加便捷、高效、智能的医疗服务。然而，同时也需要关注信息安全、隐私保护、伦理标准等方面的挑战，以确保互联网诊疗的可持续、健康发展。

二、国内互联网诊疗的发展

目前国内在互联网诊疗领域的相关研究主要包括：服务模式划分、应用影响因素分析、发展路径研究等。

第一，众多学者从不同的视角针对国内现有互联网诊疗服务模式的划分提出自己的见解。黄薇、郑小华基于文献研究和网络调研的结果，将服务模式按服务内容划分成医疗和非医疗两大类，并归纳出六大新型医疗服务形式，分别是：政府统一的预约挂号平台、医疗网站、远程医疗、依托于实体医院的网络医院、云医院、移动技术应用以及医疗淘宝。朱劲松将互联网＋医疗模式的系统架构分为三个层次：一是包含医疗机构、医保机构、患者以及药店的线下主体；二是由预约挂号、线上结算支付、电子病历等子系统组成的线上诊疗系统；三是包括患者个人病案记录和公共病案数据的云端数据库。蒋收获等学者围绕诊疗的医疗活动展开，将互联网诊疗业务场景抽象为三级层级图，将互联网诊疗分成互联网诊疗平台、互联网医院、医疗 AI 产品三种商业模式，分别向患者提供个性化健康问诊服务、互联网诊疗活动、疾病预测、辅助诊断等服务。

第二，针对互联网诊疗的应用影响因素，众多学者从宏观和微观两个视角进行分析研究。于保荣等学者研究发现影响互联网诊疗发展的宏观因素包括筹资机制、医疗保险的制度环境、医疗服务提供机制、医疗服务需求特征。夏仕笑、俞乐欣等学者基于 PSET 模型，从政治、经济、社会和技术四个方面分析影响互联网诊疗发展的宏观环境因素，为互联网诊疗的可持续发展提供有效意见。王兆仑基于信任视角分析信任问题对互联网诊疗发展的负面影响，研究得出影响互联网诊疗的微观因素主要包括用户的年龄、受教育程度、经济能力等，提出需要加强互联网诊疗信息可信度建设，不断优化互联网诊疗信息信任生态体系。曹博林从医患双方感知视角出发，将医患交流分为家长式、消费式、咨询式及协商式四种模式，分析不同交流模式下问诊效果的差异，得出导致问诊效果差异的具体机制，为互联网诊疗的发展奠定重要的理论与现实意义。

第三，在互联网诊疗发展路径研究方面，王佳旺等学者以多源流模型为理论基础，从问题源流、政策源流和政治源流三方面来解析互联网诊疗的发展动力机制，进而研究得出互联网诊疗发展需注重顶层设计与底层实践深度融合，拓宽互联网诊疗的建言问策渠道并汇聚各方观点，同时兼顾思想建设与舆情引导。陈曦、周忠良、蔡媛青等学者认为未来互联网诊疗的发展方向为医疗服务模式拓展创新、分级诊疗体系构建、精准医疗模式实现、医疗文本与大数据价值挖掘、"互联网＋医疗保险"模式发展等。

第二节　互联网诊疗的政策环境

一、国家政策环境

2015 年 3 月，政府工作报告首次提出制定"互联网＋"行动计划。同年 7 月，《国务院关于积极推进互联网＋行动的指导意见》（国发〔2015〕40 号）发布，"加快发展基于互联网的医疗"及"推广在线医疗卫生新模式"成为互联网＋融合发展的重要内容。具体指导意见包括"积极利用移动互联网提供在线预约诊疗、候诊提醒、划价缴费、诊疗报告查询、药品配送等便捷服务"。意见的发布为形成互联网诊疗的新格局奠定了基础。

2016 年 10 月，中共中央、国务院印发《"健康中国 2030"规划纲要》提出"建设健康信息化服务体系"，要求"规范和推动'互联网 + 健康医疗'服务，创新互联健康医疗服务模式，持续推进覆盖全生命周期的预防、治疗、康复和自主健康管理一体化的国民健康信息服务"。明确将互联网诊疗定义为医疗卫生领域发展重点之一。2018 年 7 月，国家卫生健康委、国家中医药局组织印发《互联网诊疗管理办法（试行）》《互联网医院管理办法（试行）》《远程医疗服务管理规范（试行）》，正式界定了互联网诊疗的边界——医疗机构利用在本机构注册的医师，通过互联网等信息技术开展部分常见病、慢性病复诊和"互联网 +"家庭医生签约服务，明确规范了互联网诊疗的准入、执业规则、监督管理等活动，进一步保障了互联网诊疗的质量和安全。

2019 年 8 月，随着《国家医疗保障局关于完善"互联网 +"医疗服务价格和医保支付政策的指导意见》正式出台，互联网诊疗服务项目正式被明确纳入医保支付范围。参保人在本统筹地区互联网诊疗服务定点医疗机构复诊并开具处方发生的诊察费和药品费，可以按照统筹地区医保规定支付。互联网诊疗的医保支付政策取得实质性突破，对于打通工联网医院服务"最后一公里"、促进互联网医院的发展具有关键推动作用。

随着相关监管政策的日益完善，互联网诊疗规范化水平持续提升。截至 2023 年，国家卫生健康委、国家医保局等机构为推动互联网诊疗服务发展，先后出台一系列政策文件，规范互联网诊疗行为、准入、价格和医保支付等环节。以下为课题组梳理的 2018 年至 2023 年国家出台的互联网诊疗相关政策，详见表 3-1。

表 3-1　国家层面互联网诊疗相关政策

序号	成文 / 发布日期	发文机构	政策文件名称	互联网诊疗相关要点
1	2018 年 4 月 28 日	国务院办公厅	《国务院办公厅关于促进"互联网＋医疗健康"发展的意见》（国办发〔2018〕26 号）	从健全"互联网＋医疗健康"服务体系、完善"互联网＋医疗健康"支撑体系以及加强行业监管和安全保障三方面对互联网诊疗的发展提出要求
2	2018 年 7 月 10 日	国家卫生健康委国家中医药局	《关于深入开展"互联网＋医疗健康"便民惠民活动的通知》（国卫规划发〔2018〕22 号）	要从"让百姓少跑腿，数据多跑路"的目的出发，在就医诊疗、检查检验、患者用药、结算支付、公共卫生服务、家庭医生服务等健康管理的各个环节进行流程优化
3	2018 年 9 月 13 日	国家卫生健康委	《关于印发国家健康医疗人数据标准、安全和服务管理办法（试行）的通知》（国卫规划发〔2018〕23 号）	明确了健康医疗人数据的定义、内涵和外延，以及各级各类应用单位的责权利，并从标准管理，安全管理，服务管理等各方面对健康医疗大数据应用进行了规范
4	2018 年 9 月 14 日	国家卫生健康委国家中医药局	《卫生健康委、中医药局关于印发联网诊疗管理办法（试行）等 3 个文件的通知》（国卫医发〔2018〕25 号）	分别对互联网诊疗活动、互联网医院的准入、职业规则、监督管理等方面做了相应规定
5	2019 年 1 月 25 日	国家卫生健康委	《国家卫生健康委办公厅关于开展"互联网＋护服务"试点工作的通知》（国卫办医函〔2019〕80 号）	选取北京市、天津市、上海市、江苏省、浙江省、广东省作为"互联网＋护服务"试点
6	2019 年 8 月 17 日	国家医保局	《国家医疗保障局关于完善"互联网＋"医疗服务价格和医保支付政策的指导意见》（医保发〔2019〕47 号）	从完善价格项目管理、健全形成机制、明确医保支付政策三方面做出规定，将"互联网＋"医疗服务价格，纳入现行医疗服务价格的政策体系统一管理
7	2020 年 2 月 3 日	国家卫生健康委	《国家卫生健康委办公厅关于加强信息化支撑新型冠状病毒感染的肺炎疫情防控工作的通知》（国卫办规划函〔2020〕100 号）	要积极开展远程医疗服务、规范互联网诊疗咨询服务，充分发挥互联网医院、互联网诊疗的独特优势，拓展线上医疗服务空间

续表

序号	成文/发布日期	发文机构	政策文件名称	互联网诊疗相关要点
8	2020年2月6日	国家卫生健康委	《国家卫生健康委办公厅关于在疫情防控中做好互联网诊疗咨询服务工作的通知》（国卫办医函〔2020〕112号）	要充分发挥互联网诊疗咨询服务在疫情防控中的作用，精准指导患者有序就诊，有效缓解医院救治压力，减少人员集聚，降低交叉感染风险
9	2020年2月28日	国家医疗保障局 国家卫生健康委	《关于推进新冠肺炎疫情防控期间开展"互联网+"医保服务的指导意见》	提出要将符合条件的"互联网+"医疗服务费用纳入医保支付范围
10	2020年4月7日	国家发展改革委 中央网信办	《关于推进"上云用数赋智"行动培育新经济发展实施方案》（发改高技〔2020〕552号）	探索推进互联网诊疗医保首诊制和预约分诊制，开展互联网诊疗的医保结算、支付标准、药品网售、分级诊疗、远程会诊、多点执业、家庭医生、线上生态圈接诊等
11	2020年5月8日	国家卫生健康委	《国家卫生健康委关于进一步推动互联网诊疗服务发展和规范管理的通知》（国卫办医函〔2020〕330号）	通知各地卫生健康委认真落实"互联网+医疗健康"相关政策文件要求，进一步推动互联网技术与医疗服务融合发展，发挥互联网诊疗服务的积极作用。要坚守医疗质量和患者安全底线，规范互联网诊疗和互联网医院的准入和执业管理，加强监管
12	2020年5月8日	国家卫生健康委 国家中医药局	《关于做好公立医疗机构"互联网+医疗服务"项目技术规范及财务管理工作的通知》（国卫财务函〔2020〕202号）	要加强项目成本测算，规范医疗机构开展相关服务的收费项目和收费行为等"互联网+医疗服务"项目相关管理工作，明确不同主体在开展"互联网+医疗服务"过程中的利益分配关系
13	2020年7月21日	国务院办公厅	《国务院办公厅关于进一步优化营商环境更好服务市场主体的实施意见》（国办发〔2020〕24号）	提出完善对新业态的包容审慎监管。在保证医疗安全和质量前提下，进一步放宽互联网诊疗范围，将符合条件的互联网诊疗服务纳入医保报销范围
14	2020年10月23日	国家卫生健康委	《关于通报表扬"互联网+医疗健康"服务典型案例的通知》（国卫办规划函〔2020〕834号）	对区域服务、医疗服务、公卫服务、创新应用、数字防疫等五个方面的50个典型案例予以通报表扬

序号	成文 / 发布日 期	发文机构	政策文件名称	互联网诊疗相关要点
15	2020 年 12 月 4 日	国家卫生 健康委	《关于深入推进"互联 网 + 医疗健康""五 个"服务行动的通知》 （国卫规划发〔2020〕 22 号）	提出要推进"一体化"共享服务、"一码 通"融合服务、"一站式"结算服务、"一 网办"政务服务和"一盘棋"抗疫服务
16	2020 年 12 月 8 日	国家卫生 健康委	《国家卫生健康委办 公厅关于进一步推 进"互联网 + 护理服 务"试点工作的通知》 （国卫办医函〔2020〕 985 号）	提出进一步推进"互联网 + 护理服务" 试点工作，各省（区、市）结合实际均可 开展"互联网 + 护理服务"试点工作
17	2020 年 12 月 30 日	国家医 保局	《医疗机构医疗保障 定点管理暂行办法》 （国家医疗保障局令第 2 号）	互联网医院纳入医保定点医院，明确规定 医保结算办法
18	2020 年 12 月 30 日	国家医 保局	《零售药店医疗保障 定点管理暂行办法》 （国家医疗保障局令第 3 号）	定点零售药店可凭定点医疗机构开具的电 子外配处方销售药品
19	2021 年 10 月 26 日	国家卫生 健康委	《关于互联网诊疗监管 细则（征求意见稿） 公开征求意见的公告》	对医疗机构、人员、业务、质量安全监管 等各个方面，提出了明确的监管要求
20	2022 年 1 月 12 日	国家卫生 健康委	《国家卫生健康委 关于印发医疗机构 设置规划指导原则 （2021—2025 年）的 通知》（国卫医发 〔2022〕3 号）	大力发展互联网诊疗服务
21	2022 年 2 月 8 日	国家卫生 健康委 国家中医 药局	《关于印发互联网诊疗 监管细则（试行）的 通知》（国卫办医发 〔2022〕2 号）	对医疗机构、人员、业务、质量安全监管 等各个方面提出了明确的监管要求
22	2022 年 3 月 3 日	国务院 办公厅	《国务院办公厅关于印 发"十四五"中医药 发展规划的通知》（国 办发〔2022〕5 号）	建设中医互联网医院，发展远程医疗和互 联网诊疗

续表

序号	成文／发布日期	发文机构	政策文件名称	互联网诊疗相关要点
23	2022年4月29日	国家卫生健康委	《关于印发〈全国护理事业发展规划（2021—2025年）的通知》（国卫医发〔2022〕15号）	扩大"互联网＋护理服务"试点覆盖面，支持医疗机构积极提供"互联网＋护理服务"、延续护理、上门护理
24	2022年5月31日	国家卫生健康委	《国家卫生健康委办公厅关于通报表扬数字健康典型案例（第二批）的通知》（国卫办规划函〔2022〕181号）	从全民健康信息平台建设应用、"互联网＋医疗健康"应用、健康医疗大数据应用发展、医学新兴技术智能应用、网络信息与数据安全等五个方面，评选出100个典型案例及10个可复制推广的示范案例
25	2022年6月01日	国家卫生健康委	《关于印发医疗机构门诊质量管理暂行规定的通知》（国卫办医发〔2022〕8号）	加强医疗机构门诊质量管理，提高门诊医疗服务质量（含互联网门诊）
26	2022年8月8日	国家卫生健康委国家中医药局国家疾控局	《医疗卫生机构网络安全管理办法》（国卫规划发〔2022〕29号）	加强"互联网＋医疗健康"网络安全管理
27	2022年12月12日	国务院应对新型冠状病毒肺炎疫情联防联控机制医疗救治组	《关于做好新冠肺炎互联网诊疗服务的通知》联防联控机制医疗发〔2022〕240号	新冠肺炎互联网诊疗服务
28	2023年2月24日	中共中央办公厅国务院办公厅	《关于进一步深化改革促进乡村医疗卫生体系健康发展的意见》	大力推进"互联网＋医疗健康"，构建乡村远程医疗服务体系，推广远程会诊、预约转诊、互联网复诊、远程检查
29	2023年3月15日	国家卫生健康委国家中医药局国家疾病预防控制局	《关于做好县域巡回医疗和派驻服务工作的指导意见》（国卫基层发〔2023〕5号）	"互联网＋"签约服务、慢性病管理和远程医疗服务

序号	成文 / 发布日期	发文机构	政策文件名称	互联网诊疗相关要点
30	2023 年 6 月 20日	国家卫生健康委国家中医药局	《关于印发进一步改善护理服务行动计划（2023—2025 年）的通知》（国卫医政发〔2023〕16 号）	支持有条件的医疗机构依法合规积极开展"互联网＋护理服务"
31	2023 年 12 月 29日	国家卫生健康委等五部门	《关于印发节约药品资源遏制药品浪费实施方案的通知》（国卫医政发〔2023〕40 号）	规范发展互联网诊疗，为复诊患者开具处方，鼓励开展药品配送服务，方便患者及时获得药品
32	2023 年 12 月 30日	国家卫生健康委等十部门	《关于全面推进紧密型县域医疗卫生共同体建设的指导意见》（国卫基层发〔2023〕41 号）	落实"互联网＋"医疗服务价格政策，促进互联网诊疗、远程会诊等医疗服务向基层延伸

二、北京市政策环境

北京市政府结合本地实际医疗服务水平和经济实力，在互联网居家护理服务、加强患者安全和医疗质量管理、互联网诊疗药学服务、"互联网＋"医保服务、互联网医院试点工作、优化老人互联网＋就医服务、互联网诊疗监管平台应用等多方面出台了一系列政策文件来推进互联网诊疗的发展。课题组对北京市 2018 年至 2023 年出台的相关互联网诊疗政策做了梳理，详见表 3-2。

表 3-2　北京市层面互联网诊疗相关政策

序号	成文 / 发布日期	发文机构	政策文件名称	互联网诊疗相关要点
1	2018 年 12 月 26 日	北京市卫生健康委 北京市市场监督管理局 北京市医疗保障局	《关于发展和规范互联网居家护理服务的通知》（京卫医〔2018〕214 号）	文件对互联网居家护理做出了明确界定，从服务资质、服务范围、服务过程管理以及信息安全管理等方面对互联网居家护理服务做出了相应要求
2	2018 年 12 月 27 日	北京市卫生健康委 北京市中医管理局	《北京市卫生健康委员会　北京市中医管理局转发国家卫生健康委员会　国家中医药管理局关于印发互联网诊疗管理办法（试行）等 3 个文件的通知》（京卫医〔2018〕216 号）	按国家文件要求对互联网诊疗、互联网医院以及远程医疗的开展提出新要求，并提出北京市将建立北京互联网诊疗服务监管平台，对与联网医院实时监管
3	2018 年 12 月 27 日	北京市卫生健康委	《北京市进一步加强患者安全和医疗质量管理工作实施方案》	提出探索运用信息化手段提升患者安全和医疗质量管理能力，开展医疗服务管理与执业电子化监管试点，建立对互联网诊疗活动的信息化监管模式
4	2019 年 11 月 20 日	北京市卫生健康委	《医疗和养老领域开放改革三年行动计划》	提出要开展"互联网 + 护理服务"试点，在东城区、朝阳区探索具有北京特点的"互联网 + 护理服务"制度、服务规范以及运行机制
5	2020 年 3 月 2 日	北京市医疗保障局	《北京市医疗保障局关于开展"互联网 +"医保服务的通知》（京医保发〔2020〕8 号）	明确纳入医保支付的"互联网 +"医疗服务范围、条件、收费和结算流程等。明确"互联网 +"医保服务规范，加强"互联网 +"医保服务的基金监管
6	2020 年 3 月 20 日	北京市卫生健康委	《关于加强疫情防控期间医疗服务工作的通知》（京防组医发〔2020〕15 号）	提出要优化诊疗服务方式。各医疗机构要积极采取信息化手段，加强互联网 + 医疗服务，通过开展多种形式的互联网诊疗服务，多渠道满足群众就医需求
7	2020 年 6 月 15 日	北京市卫生健康委	《关于印发 2020 年基层卫生健康工作要点的通知》	提出探索开展社区卫生服务机构互联网诊疗服务
8	2020 年 7 月 9 日	北京市卫生健康委 北京市医疗保障局	《关于进一步做好疫情常态化防控期间门诊开药有关工作的通知》	提出各医疗机构要积极规范开展"互联网 + 药学服务"。互联网复诊项目纳入基本医疗保险支付范围

续表

序号	成文/发布日期	发文机构	政策文件名称	互联网诊疗相关要点
9	2020年11月9日	北京市卫生健康委	《关于切实做好老年人挂号就医有关工作的通知》	提出要优化老年人互联网+就医服务。各医疗机构要针对老年人使用互联网和智能设备中遇到的困难，优化互联网诊疗服务平台界面设计和服务功能
10	2020年12月31日	北京市卫生健康委	《北京市关于加强医疗卫生机构研究创新功能的实施方案（2020—2022年）》	提出要鼓励引导互联网医院和智慧医院建设。以医疗机构为主体、以企业技术为支撑，建立北京市互联网诊疗服务监管平台
11	2021年2月24日	北京市卫生健康委 北京市中医管理局	《关于北京市互联网医院许可管理有关工作的通知》（京卫医〔2021〕23号）	对互联网医院的准入、变更登记、校验和注销都做了相关规定，提出了相应工作要求
12	2021年3月24日	北京市卫生健康委	《关于印发2021年北京市改善医疗服务行动工作方案的通知》	鼓励"互联网+医疗"服务。鼓励开设互联网医院，提供互联网诊疗、就医咨询、送药到家等服务，鼓励二级以上医院开展诊疗费用线上支付
13	2021年3月31日	北京市卫生健康委	《关于印发2021年北京市卫生健康工作要点的通知》	提出要促进"互联网+"服务模式创新，推进互联网医院建设，探索建立覆盖诊前、诊中、诊后的线上线下一体化医疗服务模式
14	2021年4月27日	北京市卫生健康委	《关于推进北京市互联网诊疗监管平台应用工作的通知》	对医疗机构和监管平台的对接提出新的要求。各互联网医院需与监管平台对接，并实时上传诊疗数据，接受卫生健康行政部门监管
15	2021年9月10日	北京市卫生健康委 北京市规划和自然资源委	《北市医疗卫生设施专项规划（2020年—2035年）》	提出要以"新基建"为抓手，加快科技创新应用，推进"智慧医疗"和"互联网+"健康医疗。建立完善北京市互联网诊疗"1个互联网诊疗服务监管平台+N个互联网诊疗子平台+1个互联网医院公共服务平台"发展模式
16	2022年5月9日	北京市卫生健康委 北京市中医管理局	《关于印发2022年度北京市民营医院专项巡查行动工作方案的通知》	巡查民营互联网医院是否对接北京市互联网医院监管平台，是否实施第三级及以上信息安全等级保护，是否开展实名认证，是否做到全程留痕、可追溯
17	2023年1月19日	北京市卫生健康委	《北京市医疗机构门诊预约诊疗服务管理规范》（京卫医〔2023〕8号）	规范医疗机构门诊（含互联网诊疗）预约诊疗服务，提高门诊服务质量和效率

续表

序号	成文/发布日期	发文机构	政策文件名称	互联网诊疗相关要点
18	2023年6月25日	北京市卫生健康委北京市中医管理局	《北京市改善就医感受提升患者体验主题活动实施方案（2023—2025年）》（京卫医〔2023〕49号）	完善互联网诊疗平台检查检验预约服务，推广"互联网＋护理""互联网＋药学服务"
19	2023年8月31日	北京市卫生健康委北京市中医管理局	《关于印发北京市进一步改善护理服务行动计划实施方案（2023—2025年）的通知》	进一步扩大"互联网＋护理服务"覆盖面，逐步增加"互联网＋护理服务"医疗机构数量和上门护理服务项目数量
20	2023年12月29日	北京市卫生健康委	《关于贯彻落实互联网诊疗监管细则（试行）的通知》	规范北京市互联网诊疗活动，加强互联网诊疗监管体系建设

三、小结

课题组认为自 2018 年后国家互联网诊疗相关政策发布层级高，发布密度大，互联网诊疗发展已提升至国家战略高度，国家支持鼓励态度鲜明，政策要点覆盖全面，呈现以下特点：

（1）建立了互联网诊疗范准入、价格、监管、安全等较全面的支撑体系。

（2）强调了互联网诊疗在母婴、儿童、老年人、基层人民就医的应用。

（3）突出了互联网诊疗在发热、流感、卒中、肿瘤、心血管等疾病的应用。

（4）重视发挥先进典型的示范引领作用。

（5）逐步倾向互联网诊疗与实体机构诊疗服务的"同质化"管理。

北京市积极发布配套政策，着重关注互联网诊疗业务的监管。具体而言，北京市通过制定"互联网＋医疗健康"发展行动计划、便民惠民服务行动方案等专项规划，明确了互联网诊疗的阶段性发展目标。一系列政策的发布表明北京市对互联网诊疗领域的重视，并通过专项规划来规范和引导该领域的发展，主要涵盖以下五个方面。

（1）互联网＋医疗健康发展行动计划。涵盖了一系列战略性、长远性的发展目标，旨在促进互联网技术在医疗健康领域的应用和创新，包括推动远程医疗、智能医疗等领域的发展。

（2）便民惠民服务行动方案。着重于如何通过互联网诊疗服务更好地服务居民，提高医疗服务的便捷性和质量，包括推动在线挂号、远程咨询、健康档案管理等方面的服务。

（3）监管框架。针对互联网诊疗业务的监管可能会在这些规划中得到明确，包括数据隐私保护、医疗信息安全、医生资质审核等方面。这有助于确保互联网诊疗的安全性和合规性。

（4）合作机制。设立了互联网诊疗的合作机制，促进各方的协同合作，包括医疗机构、科技公司、政府监管部门等。

（5）技术创新支持。支持互联网诊疗领域的技术创新，鼓励研究和应用新技术，如人工智能、大数据分析等，提升医疗服务的水平。

这些政策的发布表明北京市致力于平衡创新与监管，以进一步促进互联网诊疗的健康发展，确保市民能够获得安全、高质量的互联网诊疗服务。

第三节　北京地区医院互联网诊疗应用现状

北京市互联网诊疗质量控制和改进中心质控月报数据显示，2022年，北京市累计准入开展互联网诊疗服务的医疗机构167家，其中44家为互联网医院，占比26.3%。截至2023年12月，北京市累计准入开展互联网诊疗服务的医疗机构251家，其中71家为互联网医院，占比28.3%。2023年准入开展互联网诊疗服务的医疗机构数量约为2022年的

1.5 倍，互联网诊疗人次达到 1988209 人次。

一、问卷调查

面向北京市医疗机构发放调查问卷，收回 36 家医院的反馈。该问卷整体分为两个部分，基础信息部分主要包括医院等级、医院类别、医院性质、医院开通互联网诊疗服务的科室数量、医师数量、服务人次、服务平台、服务方式、服务内容、医院互联网诊疗服务是否支持线上医保付费、医院是否设立了独立的互联网诊疗诊室、医院医师线上出诊模式、是否满意目前互联网诊疗服务等多个方面。从问卷的效度角度分析，KMO 值均大于 0.7，效度良好。本问卷研究数据适合提取信息进行分析。

（一）医院基本情况

按照类别分类，综合医院 16 家，占比 44.44%；中医院 2 家，占比 5.56%；专科医院 18 家，占比 50%，详见图 3-1。

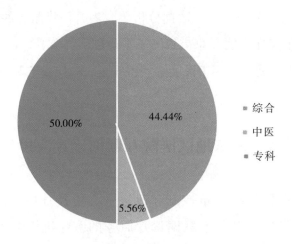

图 3-1　医院类别

按照级别分类，三级医院 32 家，占比 88.89%；二级医院 4 家，占比 11.11%，详见图 3-2。

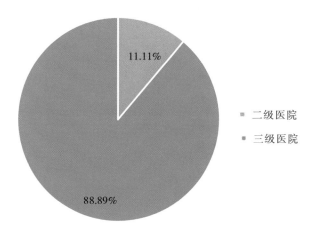

图 3-2　医院级别

按照性质分类，均为公立医疗机构。

（二）互联网诊疗情况

1. 互联网诊疗开通情况

36 家医院中，32 家医院开通了互联网诊疗服务，占比 88.89%；2 家医院计划开通互联网诊疗服务，占比 5.55%；2 家医院不计划开通互联网诊疗服务，占比 5.55%，详见图 3-3。计划开通互联网诊疗服务的时间是 2024 年，不计划开通互联网诊疗服务的原因是医院无相关顶层规划。

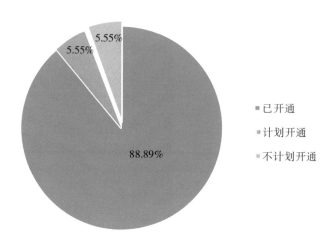

图 3-3　医院开通互联网诊疗情况

32 家医院开通互联网诊疗服务的时间分布在 2020—2023 年，以 2020 年最为集中，数量达到 16 家，占比 50%；2021 年、2022 年、2023 年开通互联网诊疗的数量分别是 10 家、4 家、2 家，详见图 3-4。

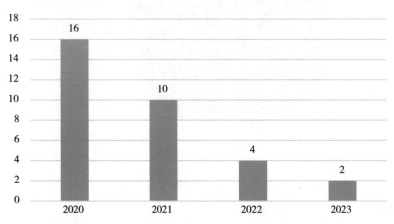

图 3-4　2020—2023 年开通互联网诊疗的医院数量

2. 互联网诊疗平台

从互联网诊疗服务平台分析，32 家医院中采用移动 App 的有 22 家，占比 68.75%；采用微信小程序的有 22 家，占比 68.75%；采用微信公众号有 10 家，占比 31.25%，详见图 3-5。

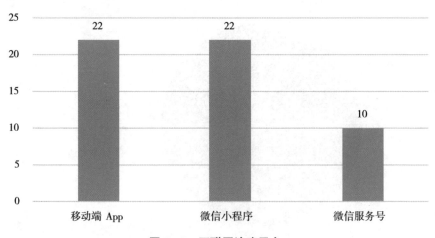

图 3-5　互联网诊疗平台

3. 互联网诊疗人次

从诊疗人次分析，28 家医院反馈了 2023 年度互联网诊疗服务人次，规模以千人至十万人最多，共计 18 家医院，占比 64.29%。千人以下及百万人以上的医院比例较低，详见图 3-6。不同医疗机构间诊疗人次差异较大。

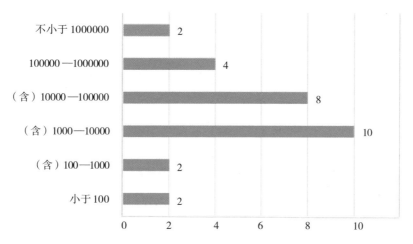

图 3-6　2023 年度医院互联网诊疗人次分布

结合 28 家医院反馈的 2023 年度线下门急诊诊疗人次，26 家医院互联网诊疗人次与线下门急诊诊疗人次的比例低于 10%，占比 92.86%，少数医院比例能够超过 10%，详见图 3-7。

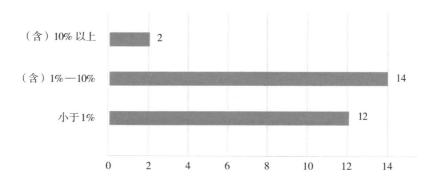

图 3-7　2023 年度医院互联网诊疗人次与门急诊诊疗人次比例的分布

4.互联网诊疗医师数量

从诊疗医师数量分析,28家医院反馈了2023年度提供互联网诊疗服务的医师数量,22家医院不超过200位医生,占比78.57%。少数医院服务医师不足100人或大于200人,详见图3-8。

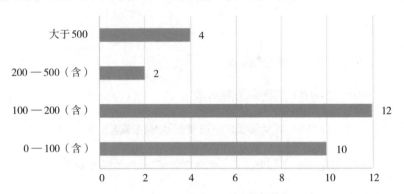

图3-8 2023年度医院出诊互联网诊疗服务的医师数量分布

结合28家医院反馈的2023年度线下医师数量,大部分医院互联网诊疗医师数量与线下医师数量的比例集中在(含)10%—50%,占比57.14%,少数医院比例能够超过90%,详见图3-9。

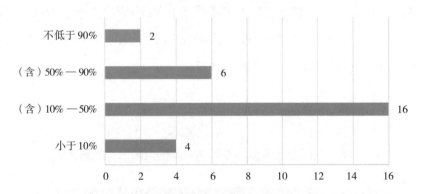

图3-9 2023年度医院互联网诊疗医师与线下诊疗医师比例的分布

5.互联网诊疗热门科室

医院填写的问卷反馈,互联网诊疗人次前列的科室如图3-10所示。占比较多的是精神科、消化内科、呼吸内科、皮肤科、内分泌科和全科。

对应的诊疗人次较多的疾病分别为抑郁症、胃肠炎、呼吸道感染、湿疹、糖尿病和高血压。

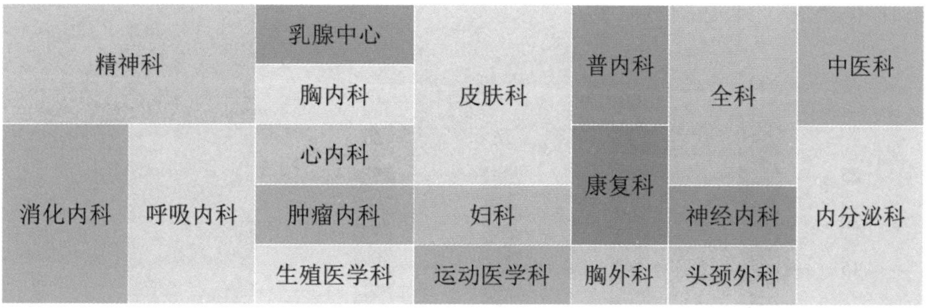

精神科
乳腺中心
胸内科
皮肤科
普内科
全科
中医科
消化内科
呼吸内科
心内科
康复科
肿瘤内科
妇科
神经内科
内分泌科
生殖医学科
运动医学科
胸外科
头颈外科

图 3-10　互联网诊疗人次较多的科室

6. 互联网诊疗服务方式

从服务方式分析，30 家医院通过视频通话提供服务，占比 93.75%；22 家医院通过语音通话提供服务，占比 68.75%；22 家医院通过语音短信提供服务，占比 68.75%；24 家医院通过图文短信提供服务，占比 75%，详见图 3-11。

35
30
25
20
15
10
5
0
30
24
22
22
视频通话
图文短信
语音短信
语音通话

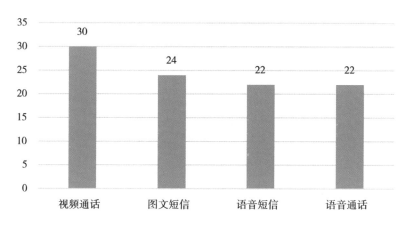

图 3-11　互联网诊疗服务方式

7. 互联网诊疗服务内容

从服务内容分析，32 家医院提供线上复诊服务，占比 100%；30 家医院提供药品配送服务，占比 93.75%；26 家医院提供用药指导服务，占比 81.25%；26 家医院提供健康咨询服务，占比 81.25%；2 家医院提供家庭医生服务，占比 6.25%；2 家医院提供在线检查检验预约服务，占比 6.25%，详见图 3-12。

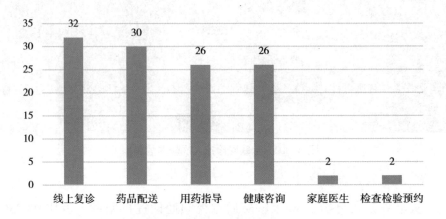

图 3-12　互联网诊疗服务内容

上述服务支付途径，22 家医院支持线上医保付费，占比 68.75%；10 家医院不支持线上医保付费，占比 31.25%，详见图 3-13。

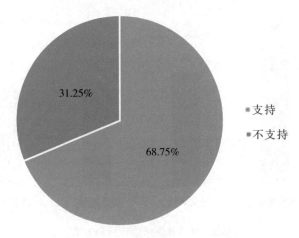

图 3-13　是否支持线上医保付费

8.互联网诊疗管理模式

从诊疗空间管理分析，22 家医院设立了独立的互联网诊室，占比

68.75%；10 家医院不计划设立独立的互联网诊室，医师利用院内诊疗办公空间分散看诊，占比 31.25%，详见图 3-14。

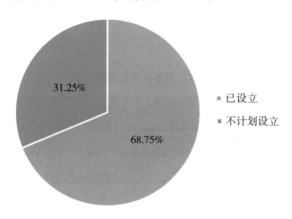

图 3-14　医院设立独立互联网诊室的情况

从医师出诊管理分析，24 家医院有互联网诊疗排班，占比 75%，其中医师按照上下班时间坐班问诊的占比 43.75%，利用碎片时间穿插问诊的占比 31.25%；8 家医院无互联网诊疗排班，占比 25%，医师随时上线自由问诊，详见图 3-15。

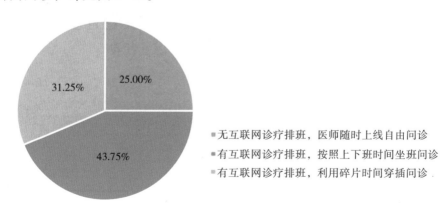

图 3-15　医师出诊管理模式

9. 相关性分析

从相关性角度分析，将医院的类别和级别作为自变量，医院开通互联网诊疗服务的医师数量、医院互联网诊疗服务是否支持线上医保付费、医院是否设立了独立的互联网诊疗诊室、医院医师线上出诊模式、是否满意目前互联网诊疗服务为因变量。数据均符合正态分布，详见表3-3、表3-4。

表 3-3　正态性检验分析结果

名称	样本量	偏度	峰度	Kolmogorov-Smirnov 检验		Shapiro-Wilk 检验	
				D 值	p	W 值	p
开通互联网诊疗服务医师的数量	32	2.809	8.78	0.315	0.001**	0.632	0.000**
是否支持线上医保付费	32	−0.093	−0.101	0.328	0.000**	0.775	0.001**
是否设立了独立的互联网诊疗诊室	32	−0.093	−0.101	0.328	0.000**	0.775	0.001**
医师线上出诊模式	32	0.074	−0.92	0.234	0.010*	0.881	0.027*
是否满意目前互联网诊疗服务	32	−1.123	0.118	0.371	0.000**	0.705	0.000**

表 3-4　相关性分析

项目	开通互联网诊疗服务医师的数量	是否支持线上医保付费	是否设立了独立的互联网诊疗诊室	医院医师线上出诊模式	是否满意目前互联网诊疗服务
三级医院	0.000	0.392	0.392	0.227	0.514*
二级医院	0.000	−0.392	−0.392	−0.227	−0.514*
专科	−0.182	0.092	−0.092	−0.292	0.081
中医	0.030	−0.067	0.336	0.099	0.176
综合	0.168	−0.062	−0.062	0.248	−0.163

由分析可知，开通互联网诊疗服务的医师的数量、是否支持线上医保付费、是否设立了独立的互联网诊疗诊室、医院医师线上出诊模式、是否满意目前互联网诊疗服务与医院类别无明显相关，相关系数值全部接近于0，并且p值全部大于0.05。是否满意目前互联网诊疗服务同医

院级别相关，相关系数值较大且 P 值小于 0.05。

（三）互联网诊疗发展面临的问题

1. 资金投入不足

资金是互联网诊疗平台建设和信息安全的基础。然而，一些医院由于资金有限，难以满足互联网诊疗的平台建设和信息安全的高要求。这可能导致平台功能不够完善、技术设备水平滞后，甚至存在信息泄露和网络攻击的风险。因此，加大对互联网诊疗的资金支持，是确保其正常运转和安全性的重要前提。

2. 院领导不够重视

医院领导对互联网诊疗的认知和重视程度不足，可能导致相关政策的制定和执行不力。缺乏领导层的强力支持，医院在互联网诊疗方面的推动力不足，可能出现各项政策、流程、人员培训等方面的不协调和滞后。领导层的理解和支持是互联网诊疗有效融入医疗体系的关键。

3. 医师参与度不高

由于线下日常诊疗工作负荷较大，一些医师对互联网诊疗的参与积极性不高。互联网诊疗相比线下门诊，可能需要更长的时间，效率相对较低，很大程度影响了医师的积极性。解决这一问题需要考虑合理安排医师工作时间，提供激励措施，以及优化互联网诊疗流程，使其更加适应医师的工作习惯。

4. 患者接受度不高

一些医院表示由于特色学科较少，导致患者对互联网诊疗的接受度较低。患者更倾向于选择传统的线下门诊，认为互联网诊疗无法提供足够的、有吸引力的特色医疗服务。提高患者对互联网诊疗的接受度需要通过宣传教育、改变服务模式等手段，使患者更好地理解和信任互联网诊疗的便捷性和高效性。

5. 服务内容不充分

一些医院表示，互联网诊疗服务内容相对有限，未能满足患者多样化的医疗需求。互联网诊疗应当逐步扩大服务领域，涵盖更多的疾病和医疗科目，以提供更加全面和个性化的医疗服务。增加服务内容不仅可以满足患者需求，还有助于提升医院在互联网诊疗领域的竞争力。

6. 管理机制待理顺

互联网诊疗涉及管理的多个方面，而医院内部管理机制并未完全适应这一新型服务模式。缺乏专门机构和人员处理各部门之间的协调沟通，可能导致服务流程不畅、信息传递不及时等问题。优化医院内部管理机制，加强协同合作，是确保互联网诊疗服务顺利推进的必要步骤。

7. 运营体系待完善

部分医院认为，互联网诊疗的运营体系相对不完善，缺乏对信息化场景下服务流程、效率、质量的全面管理工具。建立科学规范的运营体系，包括流程优化、人员培训、技术支持等，是确保互联网诊疗顺利开展的重要环节。

8. 定点药店需扩大

部分医院认为，互联网诊疗服务环节中，定点药店扮演着重要的角色。然而，由于定点药店数量不足，患者在互联网诊疗后的药品获取可能存在困难。扩大定点药店的网络，提高其服务水平，对于推动互联网诊疗的发展至关重要。

9. 医保支持力度需提升

尽管一些医院实现了医师服务费的医保支付，但提出药品报销仍不支持线上医保结算。提高医保对互联网诊疗的支持力度，包括扩大报销范围、优化报销流程等，对于鼓励医院积极参与互联网诊疗至关重要。医保部门需要根据实际情况，及时调整政策，以更好地促进互联网诊疗的健康发展。

二、典型案例分析

根据 2023 年度北京市互联网诊疗人次，选取 6 家北京市三级甲等医院作为典型案例开展深入调研访谈。6 家医院中 2 家西医综合医院和 4 家不同学科的专科医院。6 家医院均位列 2022 年度中国医院排行榜榜单，综合实力全国领先，具有代表性和借鉴意义。下文采用 A、B、C、D、E、F 分别代表 6 家医院。

（一）互联网诊疗情况

1. 诊疗人次

6 家医院近 3 年互联网诊疗人次整体保持平稳或呈现稳步上升趋势。其中 C 医院 2022 年度因新冠疫情影响互联网诊疗人次猛增，2023 年恢复正常诊疗秩序后数据有所回落，详见表 3-5、图 3-16。

表 3-5　近 3 年互联网诊疗人次

	2021 年度（万人次）	2022 年度（万人次）	2023 年度（万人次）
A	9.3	12	16.2
B	1	1	1
C	17.57	30.45	22.94
D	9	9.2	9.8
E	< 0.01	< 0.01	< 0.01
F	< 0.001	< 0.001	< 0.001

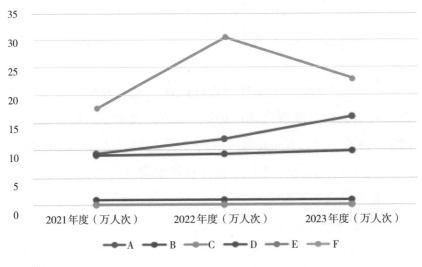

图 3-16 近 3 年互联网诊疗人次及趋势

2.诊疗科室

6 家医院互联网诊疗服务开设科室或专业各具特色。A 医院开设 45 个临床科室，B 医院开设 12 个临床科室，数量少于线下诊疗；C 医院开设 26 个临床科室 40 个专业，与线下诊疗相同；D 医院开设 30 个临床科室，数量多于线下诊疗；E 医院、F 医院分别开设 1 个和 2 个临床科室，数量远少于线下诊疗。

6 家医院互联网诊疗人次前 3 位的科室或专业如表 3-6 所示（E、F 医院因服务科室不足 3 家，不涉及此项排序）。

表 3-6 互联网诊疗人次前 3 位科室

医院	互联网诊疗人次第 1 位	互联网诊疗人次第 2 位	互联网诊疗人次第 3 位
A	生殖医学	运动医学	消化科
B	皮肤科	老年科	内分泌科
C	皮肤科	保健科	中医科
D	乳腺中心	消化内科	胸内科

3. 出诊医师

2023 年度 6 家医院累计出诊医师数量分别为 1070、20、461、170、7、2，结合诊疗人次计算医师平均诊疗人次分别为 151.4、500、497.6、576.5、100、<10。B、C、D 医院医师年均诊疗人次达到 500 左右，A、E 医院接诊人次为 100 左右，具有较大的提升空间，详见表 3-7、图 3-17。

表 3-7　2023 年互联网诊疗医师数量及医师年均诊疗人次

医院	医师数量	医师年均诊疗人次
A	1070	151.4
B	20	500
C	461	497.6
D	170	576.5
E	7	100
F	2	< 10

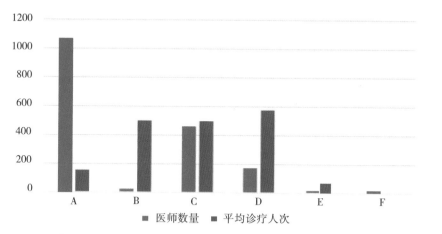

图 3-17　2023 年互联网诊疗医师数量及医师平均诊疗人次

4. 小结

结合 6 家医院诊疗优势与特色，课题组分析其互联网诊疗人次较高的科室或专业具备以下特点。

开展常见疾病、慢性病的诊治。该科室或专业在线下诊疗人次常年居高，因为患者通常需要进行常规的看诊，特别是对于慢性病患者，互联网诊疗提供了便捷的方式，既能满足看诊需求（如开药），又能减少患者线下就医的奔波。

具有国内领先的专业优势。该科室或专业在医院内具备王牌专业地位，线下号源紧俏。通过互联网诊疗将复诊患者分流至线上，能够更好地满足复查、预约线下号源的需求，提高医疗资源利用效率。

疾病诊治具备显著诊疗周期。该科室或专业开展具备显著诊疗周期的疾病诊治。对于这些疾病，患者需要进行复查、随访等，互联网诊疗提供了灵活的方式，患者可以根据医生安排的诊疗计划，在线上完成复查、随访等诉求，实现线上线下诊疗相结合，完成既定的诊疗路径。

综合而言，这些科室或专业通过互联网诊疗的方式，既为患者提供了更加便捷的就医途径，又有效地缓解了线下医疗资源的压力。这种整合线上线下的诊疗模式，有望进一步提高医疗服务的效率和质量，满足患者多样化的医疗需求。

（二）互联网诊疗管理

1. 管理机构

在这6家医院中，A、B、C医院设立了独立的互联网诊疗办公室，负责统筹协调互联网诊疗工作。这3家医院的互联网诊疗办公室目前属于二级科室，隶属于一级科室，归属于医务处或信息中心。

D医院虽然未设立独立的互联网诊疗办公室，但已经明确了相关业务的归属，由门诊办公室进行管理。

而E、F医院则既未设立独立的互联网诊疗办公室，也未明确相关业务的主管机构。目前，它们通过信息中心提供技术支持，从侧面推进诊疗业务的开展，详见图3-18。

这种设置和归属结构反映了不同医院对互联网诊疗管理的差异。有些医院选择设立独立的办公室，强调互联网诊疗的专业性；而有些医院则通过其他机构提供支持，更注重技术层面的协同。这样的区别可能受到医院规模、管理体系和战略规划等因素的影响。

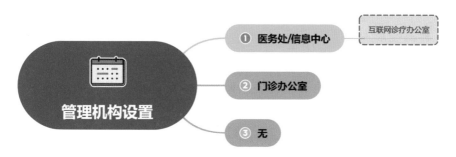

图 3-18　互联网诊疗管理机构设置

2. 管理制度

这 6 家医院制定的互联网诊疗管理制度涵盖了多个方面，主要包括：

互联网诊疗服务管理制度；

互联网诊疗纠纷处理管理制度；

互联网诊疗质量控制和评价制度；

互联网诊疗自查制度；

互联网医院信息安全管理制度；

互联网医院信息系统使用管理制度；

互联网诊疗不良事件报告制度；

患者个人信息及隐私保护制度；

患者知情同意与登记制度；

医务人员管理制度；

在线处方管理制度；

在线复诊患者风险评估与突发状况预防处置制度；

在线医疗文书管理制度（电子病历管理）；

停电、断网、设备故障、网络信息安全等突发事件的应急预案。

这些制度涵盖了服务管理、质量评价、纠纷处理、信息安全、患者隐私保护等多个方面，为互联网诊疗提供了全面的法规和规范。这有助于确保患者在互联网诊疗过程中得到安全、高质量的医疗服务，并规范医务人员的行为。

3. 医师准入管理

医师准入对于互联网诊疗服务的质量至关重要，这些医院都采取了一些措施来确保医师的准入和质量监管。以下是各医院在医师准入方面的主要情况：

A、B、C、D、E 医院：设立了医师准入制度，准入条件略有差异，主要从资质、职称、工作年限等要素进行约束。符合准入要求的医师需要经过申请审批流程才能开展互联网诊疗。

C 医院：制定了明确的医师退出制度，监管医师的退出条件，包括投诉数量、重大失误等方面。设立了诊疗暂停机制，以确保医师的服务质量，详见图 3-19。

F 医院：未制定明确的医师准入制度。

医师准入制度的设立有助于提高医师的专业水平和服务质量，确保患者在互联网诊疗中能够获得安全、可靠的医疗服务。C 医院的医师退出制度和诊疗暂停机制进一步强调了对医师行为和服务质量的监管和管理。

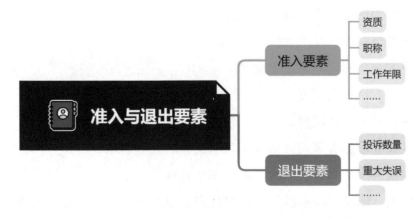

图 3-19　医师准入与退出要素

4. 出诊管理

B、C、D 医院由管理机构统一安排医师出诊时间，同时鼓励医师利用线下线上排班外的碎片化时间出诊。A、E、F 医院由医师自由安排其出诊时间。结合医师年均诊疗人次数据可知，统一排班的医院对应了较高的年均诊疗人次。这表明，由管理机构统一安排医师出诊时间有助于更有效地利用医师资源，提高互联网诊疗服务的覆盖和效率。而自由安排出诊时间的医院可能在这方面的管理上相对灵活，但也需要考虑如何最大程度地利用医师资源来服务患者。

5. 小结

课题组认为，科学规范的管理对提高互联网诊疗人次和效率的积极影响，表现在：

设立互联网诊疗统筹协调管理机构可形成有效的业务推动力，促进互联网诊疗业务的健康发展。反之，互联网诊疗业务的持续发展有助于管理机构的完善和壮大。

相较于自由排班，在统一的互联网诊疗排班下，医师接诊效率更高。

良好的管理和规范的机构设置对于互联网诊疗业务的可持续发展和提高服务效率极其重要。

（三）互联网诊疗内部支持

1. 环境支持

6 家医院均支持医生在院内分散的办公区域内接诊。其中 A、B、C、E 医院设立了独立的互联网诊疗诊室，支持医生集中出诊；A、B 医院则采用安全策略联通内外网，支持医生在院外环境自由接诊。

2. 平台支持

6 家医院均自行搭建了较成熟的互联网诊疗平台，平台功能如表 3-8 所示。

表 3-8　互联网诊疗平台信息

平台信息		A	B	C	D	E	F
平台形式	移动端APP	√	√	√	√	√	
	小程序			√			√
	微信公众号			√		√	
平台部署	医院本地	√	√	√	√	√	
	第三方云服务			√			√
平台功能	实名认证	√	√	√		√	
	预约挂号	√	√	√	√	√	
	问诊	√	√	√	√	√	
	病历记录	√	√	√	√	√	
	处方开具	√	√	√	√	√	
	药师审核	√	√	√	√	√	
	药品配送	√	√	√	√	√	
	线上缴费	√	√	√	√	√	
	医保结算			√	√		
患者诊疗信息查询	诊断	√	√	√	√	√	√
	处方	√	√	√	√	√	√
	互联网诊疗病历	√	√		√	√	√
	门（急）诊病历				√		
	出院小结				√		
	住院病历						
	检验结果	√	√	√	√	√	
	检查报告	√	√	√	√	√	
	检查影像	√	√			√	
	缴费信息	√	√	√	√	√	√

3. 激励方案

课题组观察到 A、B、C、D、E 医院制定了医师激励方案，以鼓励医师参与互联网诊疗。然而，激励强度存在较大差异，包括工作单元认定、绩效分配方案、职称评定、个人考核评优、科室考核评优等多个方面。在考虑互联网诊疗人次与激励机制的关系时，课题组认为单纯的绩效倾斜对于激励医师开展互联网诊疗的积极性效果有限，应强调激励机制的全面性、多元化，要考虑到不同方面的因素，以便更有效地激发医师的参与积极性。

4. 小结

课题组认为良好的内部支持有助于互联网诊疗的健康发展，表现在：

医院平台功能无显著差异，技术与工具支持并不是互联网诊疗业务开展的限制因素，也不是制约业务开展的关键瓶颈。

医院在激励医师开展互联网诊疗方面，应该综合考虑多个因素，包括工作单元认定、绩效分配方案、职称评定、个人考核评优、科室考核评优等。这种综合考虑的激励机制能更有效地激发医师的积极性，使其更愿意参与互联网诊疗服务。

（四）互联网诊疗发展面临的问题

尽管6家医院互联网诊疗业务开展的形式不同，但面临着共性的问题：

（1）当前互联网诊疗服务的价格标准统一，没有区分医疗机构等级和医生级别，这可能导致技术劳务价值得不到合理体现，从而影响医生开展线上业务的积极性。未来管理机构如果能够制定差异化的价格标准，可以更好地激发医生的积极性。

（2）由于医患双方在互联网诊疗中缺乏面对面的沟通交流过程，很大程度上导致医患沟通不畅甚至无效，进而影响医师接诊效率和双方参与的积极性。医院需要做一些创新性改进，如提供更多实时沟通工具，或提供诊前分诊或接诊服务的干预，以促进更有效的医患交流。

（3）互联网诊疗运营管理思维和模式区别于传统线下诊疗，需要进一步完善。如完善信息化场景下服务流程、服务效率、服务质量的管理工具，完善标准化、流程化的运营管理规范，引进专业运营管理人才。

目前互联网诊疗在运营管理方面仍面临一些挑战，需要更系统和专业的管理工具和人才支持。

第四节　互联网诊疗现存显著挑战

一、机构间发展显著不平衡

医疗机构的差异性导致了互联网诊疗发展的不平衡，这一现象在性质、医疗资源以及运营管理等方面表现得尤为突出。一些机构由于具备专科优势、拥有集中的高质量医疗资源、在信息化建设上基础扎实以及管理制度完善，因此它们在互联网诊疗服务的规模和深度上都呈现出更大的优势。这些机构吸引了更多患者资源，特别是尾部医疗机构的线下患者，进一步拉大了机构间诊疗发展的差距。

在互联网诊疗的不同发展阶段，机构之间的竞争格局也在不断演变。尤其是一些专科机构，由于其突出的特色和服务，更容易成为患者首选，从而在互联网诊疗领域占据主导地位。因此，我们需要认识到这一不平衡的现状，寻找解决之道，以确保各类医疗机构在互联网诊疗中都能够公平发展，为患者提供更全面的服务。

二、线上线下融合趋势持续深化

互联网诊疗与实体医院的业务模块整合不断优化，线上线下服务的衔接更加流畅。例如，患者通过线上复诊后，可以方便地开具线下检查和化验单，或者办理入院手续。这种趋势的凸显意味着线上线下服务的协同发展，为患者提供更加全面、便捷的医疗服务体验。

这一融合趋势也带动了医疗信息化水平的提升，促使医院的信息系统更加智能化，从而更好地支持互联网诊疗的开展。同时，这也需要医院在人才培养、技术更新等方面进行全面升级，以适应线上线下融合的发展要求。

三、政策监管体系仍需完善

在国家和北京市层面，已经有一系列关于互联网医院建设和发展的政策规范，初步构建了互联网医院发展的政策体系。然而，监管体系的完善仍然是一项复杂的系统工程，需要涉及医疗机构运行监管、绩效评价和考核方面的制度建设。此外，还需要拟订关于医务人员、医疗技术应用、医疗质量和安全、医疗服务以及行风建设等多个方面的行业管理政策规范和标准，并监督其实施。

当前，线上服务中患者隐私保护、网络安全、医疗质量监管、医患沟通、处方合理性等方面的监管亟待加强。医保部门也需要进一步加强对医保患者诊疗行为的合理性监督和审核，以确保患者在互联网诊疗中得到高质量、安全的医疗服务。

四、服务价格期待优化

当前互联网诊疗服务价格标准统一，没有区分医疗机构等级和医生级别。这使得技术劳务价值得不到合理体现，影响了医生开展线上业务的积极性。为了更好地激发医师的积极性，需要对服务项目价格进行优化，并建立医师服务费的动态调整机制。

完善服务价格体系不仅能够更好地激发医生的出诊积极性，也有助于提高服务的质量和水平。这需要政府、医保部门等多方面的协同努力，确保互联网诊疗服务的可持续发展。

五、诊疗平台期待整合

目前，医院开展互联网诊疗各自为营，诊疗平台相互独立、交互性差。患者需要下载诸多应用、注册登录诸多账号才能享受互联网诊疗服务，这给患者带来了不便。因此建立一体化诊疗平台、整合服务、共享信息、优化医疗资源是民心所向。

一体化的诊疗平台将更好地服务患者，提升医疗服务的便捷性和效率，同时促进医院间的协同合作，共享医疗资源，提高整个互联网诊疗服务体系的效益。当然这需要技术、管理、政策等多方面的支持。

在总体上，互联网诊疗作为医疗服务的创新模式，正在不断演化和发展。当前的问题和挑战是正常发展过程中的一部分，需要政府、医疗机构、技术公司等多方共同努力，通过政策引导、技术支持、管理规范等手段，促使互联网诊疗更好地服务社会，为患者提供更便捷、高效、安全的医疗服务。

第四章 北京地区医疗机构数据质量现状分析

第一节 医疗机构数据质量的定义与重要性

数据质量（Data Quality，DQ），是指数据面向使用者的合适性，包括数据本身的质量和数据的过程质量。数据本身的质量包括了数据的真实性、完整性和自洽性。数据的过程质量包括数据使用质量、存储质量和传输质量。数据质量低下会导致不正确的信息和不良业务绩效。

数据质量管理（Data Quality Management，DQM），是指对数据从计划、获取、存储、共享、维护、应用、消亡生命周期的每个阶段里可能引发的各类数据质量问题，进行识别、度量、监控、预警等一系列管理活动，并通过改善和提高组织的管理水平使得数据质量获得进一步提高。数据质量管理的核心是建立数据质量管理体系，并按照这个体系规范数据质量的日常监控、分析、评估、改进和考核工作，形成数据质量主动管理机制，持续优化数据质量，支持医院患者服务、临床科研、运营管理，达到组织数据有效使用的标准。

国内外参考文献针对数据质量管理的定义在不同时期从不同角度给出了解释，大部分围绕着数据质量特点、数据质量评价标准、数据质量全生命周期管理内容讲述。数据质量管理最显著的特点便是贯穿信息系统的全生命周期，随着数据的产生而产生，随着数据的消失而消失。数据质量管理是数据全生命周期的质量管理，可划分为数据设计阶段的质量管理、数据生产阶段的质量管理、数据使用阶段的质量管理。数据质量评估维度包括完整性、一致性、准确性、标准性、整合性、及时性、易访问性、唯一性等。数据质量会随着时间的变化而变化，它可以借助信息系统来进行度量，却独立于信息系统而存在。在全生命周期的质量管理中最重要的是数据设计阶段，也就是在数据生产的第一个环节进行数据质量的管理才是最有效的数据质量提高的方法，这不同于数据治理。数据质量管理的目标是持续的数据质量提升，体现在用户端的评价标准则是数据的可用程度和对数据的依赖程度。

随着医疗行业的快速发展，医疗机构中医疗数据的类型和规模也在以前所未有的速度迅猛增长，对医疗数据信息的需求量越来越大，要求越来越高，数据信息的应用效果也大大提升，为我国数字化医疗事业的正常运营奠定了良好的基础。数字化医院医疗数据质量的高低直接影响和决定着医疗数据的价值。但是，数据质量与实际的要求还有着非常大的差距。受到传统医疗工作的影响，数据质量工作在实际开展的时候，往往会受到各种主观因素以及客观因素的限制，无法保证医疗数据质量，很多数据在收集、录入与处理的时候都会出现错误，从而导致数据的准确性下降，影响医疗服务质量。在大数据时代下，提高数字化医院医疗数据的质量，实现数据信息准确、有效、快捷的传递，对国家卫生管理部门、医院进行科学的决策都有着重大意义。

数据工作是进行行业调控和医院发展决策的重要基础，所以强化医疗数据质量能够有利于更清晰地认识本行业的发展状况，从而更好地调整行业发展政策，更好地服务患者、服务临床、服务管理。

第二节　北京地区医疗机构数据质量现状评估

本次对北京地区 62 家医疗机构数据质量现状进行调研，了解各医疗机构数据质量情况。参与调研的医疗机构占全市二级及以上医疗机构（不含部队医院）的 19.94%；其中三级甲等医院 28 家，占总体问卷的45.16%；三级医院 19 家，占总体问卷的 30.65%；二级医院 15 家，占总体问卷的 24.19%。

通过对问卷结果的整体统计分析，三级医院医疗机构在信息中心人数、电子病历应用水平等级、互联互通成熟度测评等级、数据质量重视程度以及在数据管理制度等方面都要好于二级医院，而且从主观题中统计发现，二级医院对数据质量信心明显要低于三级医院和三级甲等医院，医院规模越大管理越完善，对数据质量的重视程度越高。

本次参与调研的医疗机构有 19.35% 成立了数据质量管理工作组、委员会等管理机构，成立管理工作组、委员会等管理机构的医院主要通过定期收集数据质量相关问题和定期检查数据质量两种方式来提升和追踪数据质量情况。总体来看，三级医院的整体情况要好于三级甲等医院和二级医院；三级及以上医院将数据质量管理工作纳入医院整体规划或年度规划情况明显好于二级医院。

在制度建设方面，医院普遍建立了数据安全相关的管理制度。数据质量管理相关的制度处于起步阶段，表明在医疗机构中进行医疗数据安全管理的意识较强，数量质量管理方面的制度较为欠缺，需要加强建设和重视。

课题组对医院主数据管理系统、患者主索引系统、门诊诊断 ICD 编码使用等具体问题进行调研，经过统计分析发现，三级医疗机构的数据质量和系统建设情况均优于二级医疗机构，且电子病历评级及互联互通成熟度测评等级越高，数据质量情况越好，电子病历评级及互联互通成熟度测评对医院数据质量提升起到了一定的推动作用。18 家尚未建成数据中心的医院中，电子病历评级均在四级及以下，互联互通成熟度测评均在四级乙等及以下。完成数据中心建设的医院中，基于数据中心为患者统一视图提供数据支撑的比例较高，占到 64.52%。基于数据中心为医院运营分析、科研数据检索与利用、公立医院绩效考核指标数据、DRG综合分析等应用提供数据支撑的比例低于 50%，表明各医院对数据中心数据的使用情况还有待加强。很多医院建成的数据中心数据质量达不到大部分上层应用系统的使用要求，数据中心质量有待进一步提升。避免出现数据中心重建设、少管理、轻应用的情况出现。

通过数据质量管理章节数据统计分析，医疗机构开展数据质量管理工作的情况并不乐观，开展数据治理和问题跟踪机制的医疗机构较少，且学习数据质量相关知识的途径也比较单一，建立专用数据质量管理系统的医疗机构仅有 3 家，反映出当前北京地区医疗机构关于数据质量和治理工作还处于探索初期阶段，且有三分之一的医疗机构因为数据质量问题遭受过损失或者不便。

北京地区医疗机构对于建设数据质量管理系统和相关数据治理规则库的期望较高。各医疗机构普遍认为数据治理重要而迫切。数据质量提升需要医院领导重视，统筹规划，多科室协调参与，充分发挥各部门优势，建立整体数据管理策略并执行落地，形成切实可行的数据质量持续改进的闭环，持续提升医院整体数据质量，充分利用数据资产，创造更多数据价值。

第三节　数据质量问题的原因与影响分析

医院信息系统大多存在分散建设、集成滞后的情况，缺乏统一的规划管理。单一应用系统对数据质量的要求仅仅局限在数据记录的有效性和准确性上。在集成数据应用过程中构建临床应用需要掌握疾病诊疗关系图谱、挖掘管理问题的末端原因，这需要跨部门、跨业务系统的数据支持，通过追踪异构系统数据与数据之间的血缘关系来实现。数据质量问题存在于数据的生产、共享流转和应用的全过程，可能是由系统本身、业务流程、管理人员、操作人员造成。

经调研发现，由于缺乏对业务系统的规划和管理出现的数据质量问题随处可见，源生产应用系统产生的问题占了大多数，也是大部分数据质量问题的根源。很多业务系统建设最初的目的是为实现基本的业务流程电子化，业务科室只关心能把数据记录下来，处理本部门的工作即可，并未关注数据质量的高低。很多医院的信息部门在医院被定位为服务科室，缺少话语权、缺少对全院系统的统筹规划能力，这也带来很多数据质量问题。同时，随着医院信息化的不断发展，单一的业务系统数据已经不能满足业务科室需求，业务系统逐渐增多，数据交互共享成为基本需求，在数据交互共享过程中，每个业务系统都是数据的生产者，又都是数据的消费者，数据源头越多，数据质量问题越严重。在数据流转共享中，所有数据流转流程的各个环节都可能出现新的数据质量问题。这些问题由数据流转过程中数据丢弃、数据映射转换错误、数据处理逻辑有缺陷等原因造成。

数据质量问题会引发一系列的连锁反应，比如决策系统和分析系统的正确结果都依赖于原始数据的质量，没有数据质量的保证就不可能得到正确的分析结果和正确的决策判断。我国医院的大数据项目，有相当部分难以达到预期目标，甚至相去甚远，造成这种结局的一个重要原因就是中国医院复杂的信息化背景造成的数据质量问题。医院从粗犷的管理模式转向精细化管理模式的过程中，也离不开良好的数据质量，数据质量是精细化管理的基础。另外，在医疗信息化迈向数字化、智能化、综合化的进程中，高质量的结构化数据是关键，可以极大地提高数据转化率和使用率，为临床决策提供坚实可信的数据基础。同时，高质量临床数据可以推动医学研究转化，以高质量临床数据为前提才能保证临床试验效果，然而目前多数临床试验过程中，高质量临床数据的获取仍是临床科研的主要难题。

第四节　提升医疗机构数据质量的策略与建议

有效的数据质量需要跨越医院不同的组织和部门，因此需要建立医院内部的数据质量管理的组织架构，设定数据质量管理专员，进行有效的管理和协调完成数据质量要求的各项任务。把数据质量管理纳入医院信息规划，甚至纳入医院的整体规划才能在医院建立数据质量管理意识，保证数据质量控制工作中各项任务能够得到贯彻和实施，保证数据治理工作合理有效地进行。

数据质量的高低与所有干系人的管理意识是密不可分的。临床科室往往是数据的生产者，在数据质量中起着基础性作用。在医院业务场景中，临床使用者一方面要遵循信息系统中的业务操作要求完成数据的记录工作，同时，临床科室也是数据的受益者，经过加工和挖掘的数据可以为医疗、教学和科研提供价值，从而促进临床科室自觉思考业务流程，扩大数据生成的广度和深度。

　　职能科室在提升数据质量方面起着重要的推进作用。职能科室是数据利用的重点部门，通过汇总分析各类数据，实现绩效分配，完成考核指标、改进医疗质量以及保障经营运行等管理目标。职能管理科室应打破数据孤岛的意识，破除片面利用本部门数据的思维模式，多部门联合，协同信息中心、IT服务厂商一起，遵循或制定业务规范和数据标准，将全院数据互联互通，充分发挥数据化管理的最大优势，以考核或绩效手段促进临床数据质量的提升。

　　信息中心作为医院的技术部门和管理部门，也是数据质量管理的核心部门。信息中心人员不仅要了解业务规范和数据标准、掌握专业技术，还要具备将院内各业务系统数据整合关联的思维能力。IT服务厂商往往只关注自己业务体系的数据问题，这就要求信息中心人员要站在宏观的层面，整合关联各个业务系统，去发现数据之间的关系，让数据流转起来，形成可追溯的数据闭环。

　　医院数据体系和数据质量的发展不仅需要计算机人才，更需要综合掌握数据、统计学、医学、药学等多学科的人才。数据管理人才一方面可通过引入成熟的学科带头人，以点带面推动医院数据管理的发展，另一方面可充分发挥高校和企业的人才优势，通过进修和培训的方式，提高信息人员和管理人员的数据思维意识，掌握数据综合分析能力。

　　IT服务厂商作为数据产生工具的提供者，是影响数据质量的关键环节。医院的业务系统作为专业软件始终要以诊疗规范和信息技术规范为标准进行建设，厂商一方面要关注业务功能设计，一方面要对数据质量进行约束，兼顾数据值域、数据关联等问题。

　　部分IT服务商需要注重项目实施过程中数据规范问题，项目实施人员要具备较好的专业素养，要在实施过程中引导、培养用户数据标准化意识。厂商和用户对标准的忽视，往往会造成数据散乱，不仅不能带来价值，还会对数据利用造成负面影响。

　　随着技术的发展，IT人员可以采用新技术新手段帮助用户减轻数据录入的负担，同时兼顾数据质量和便捷性要求。例如医疗仪器和系统的对接，能有效地引入客观数据；语音识别等技术可以有效帮助用户减轻文书的书写量；引入内涵质控软件帮助用户发现逻辑错误；等等。所以提高数据质量并不意味着要以牺牲程序的便捷性为代价，在数据生产成本和所得数据的质量之间取得最优的平衡点，以合理的数据生产成本得到相对最优的数据质量，才能促进数据质量的不断提升。

第五章　北京市医疗机构基础设施实践与挑战

第一节　医疗机构基础设施的定义与作用

医疗机构基础设施是支撑医院提供医疗服务的重要保障，是医疗机构生产业务 7×24 小时持续运行的信息化基础，直接影响医院的医疗质量、医疗效率、医疗安全等各方面。信息化基础设施涉及范围包括数据中心建设，支撑信息系统及数据存储等相关信息化硬件设备，以及配套管理措施及规章制度等诸多内容。

首先，医疗机构基础设施在医院信息化的建设过程中扮演着至关重要的角色。在当前智慧医院建设信息化时代，医疗信息化已经成为全球医疗行业发展的趋势，也是医院提高医疗质量、医疗效率和管理水平的必由之路。医院信息化系统需要建立在先进的信息技术基础之上，而医疗机构基础设施的建设和发展是信息化系统建设的有力支持和保障。只有建立一个完善的医疗机构基础设施平台，才能实现医院内部信息技术的畅通无阻，避免信息系统的故障和数据丢失等问题。

其次，智慧医院发展需要强有力的支持，医疗机构基础设施是其必要条件。智慧医院将医院的管理、医疗服务与信息技术有机结合，形成全新的医疗服务体系。智慧医院需要智慧化信息系统予以支撑，而基础设施是最基本的平台底座，夯实基础设施建设工作，在此基础上配套完成信息化系统建设，才能够真正实现医院的智能化、数字化和网络化。

最后，医疗机构基础设施对医院业务发展也起着极其重要的作用。伴随着医疗模式的不断创新和转型，医院的业务范围和服务质量也不断发展和提升。不论是提供救治的优质服务，还是不断开展科研创新和人才培养，都需要有高质量的医疗技术和先进的医疗设备以及规范化的管理体系。而这些都是建立在医疗机构基础设施的充分支持和保障之下。

综上所述，医疗机构基础设施在医院信息化、智慧医院发展以及医院业务发展中发挥着重要的作用。只有不断推进医疗机构基础设施的建设，医疗机构才能有效地应对日益增长的医疗服务需求，实现医疗服务的创新和发展。而医疗机构基础设施建设需要充分考虑医院的实际情况，制定针对性强、可行性高的策略与措施。

第二节　北京市医疗机构基础设施现状评估

一、基本情况

（一）调查医院基本情况

本次调研医院收回有效问卷 27 份。样本调查区域覆盖北京市 9 个区，其中三级医院 25 家，三级以下医院 2 家。按医院类型分为综合医院 19 家，专科和其他类型医院 8 家，详见图 5-1。

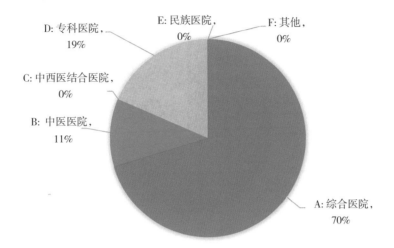

图 5-1 参与调查医院分布

（二）电子病历评级情况

参加调查的 27 家医院中，参加电子病历评级的有 25 家，其中四级以上医院 20 家；三级及以下医院 5 家。详细数据见图 5-2。

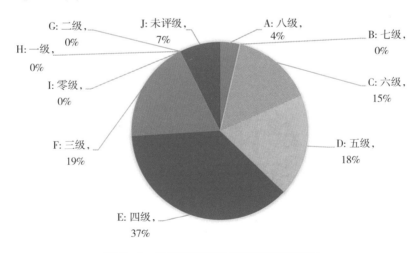

图 5-2 参与调查医院电子病历评级情况

（三）互联互通评级情况

参加调查的 27 家医院中，参加电子病历评级的有 20 家，其中四级以上医院 16 家；三级及以下医院 4 家，详细数据见图 5-3。

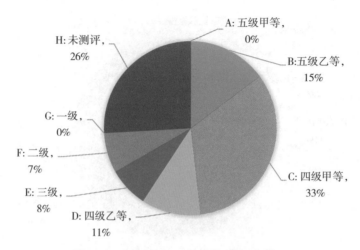

图5-3　参与调查医院互联互通评级情况

（四）从事基础设施管理的本院人员数量

通过调研从事基础设施管理的人员数量，可以看出，在从事基础设施管理的本院人员数量中，人员规模在5人以下的医院比例最高，占比为59.26%，其次为5—10人，占比25.93%。同时，有1家医院的本院基础设施管理人员达到20人以上。详见图5-4。

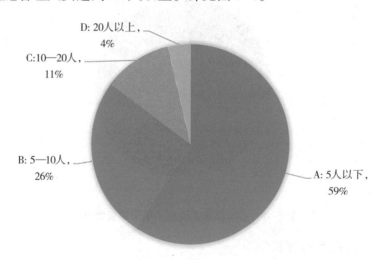

图5-4　从事基础设施管理的本院人员数量

（五）从事基础设施管理的外包人员数量

通过调研从事基础设施管理的人员数量，可以看出，在从事基础设施管理的外包人员数量中，人员规模在 5 人以下的医院比例最高，占比为 70.37%，其次为 5—10 人，占比 14.81%。同时，有 2 家医院的本院基础设施管理人员达到 20 人以上。详见图 5-5。

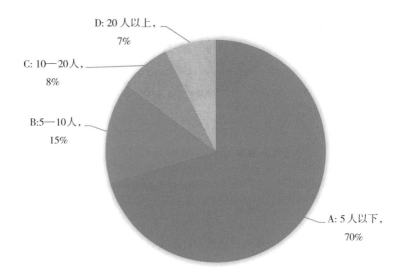

图 5-5　从事外包设施管理的外包人员数量

（六）基础设施投入占医院收入百分比

调研结果显示，医院对基础设施投入占比总体不高，投入占比低于 0.1% 的医院最多，占比 18.52%；而投入占比占 1% 以上的医院占比仅有 14.81%。详见图 5-6。

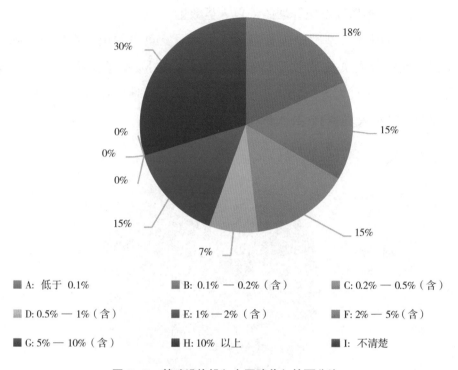

图 5-6　基础设施投入占医院收入的百分比

二、机房建设情况

（一）机房建设模式

目前从调研结果分析，参与调研的市属及卫生部直属医院都有自建机房，有两家医院是自建和租用模式混用。调研分析结果显示，个别医院机房较为分散，其中 11 家医院建立了多个机房，总面积高于 500 平方米的只有 3 家医院。详见图 5-7。

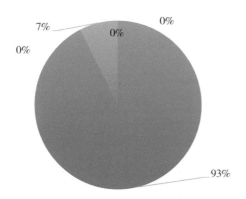

图 5-7　机房建设模式

■A: 自建　　　　　　　　　　　　　■B: 租用云服务（运营商、第三方）
■C: 自建，同时租用云服务　　　　　■D: 其他
■E: 无医院数据中心机房

（二）机房建设标准

目前，70.37% 的机房按照国家 B 级标准建设，个别医院因不满足供电、安全、消防等因素原因未参与评级。详见图 5-8。

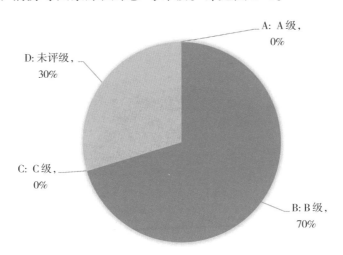

图 5-8　《数据中心设计规范》（GB 50174-2017）标准的级别

（三）机房空调类型

目前，92.25% 的机房均使用专用精密空调，保障机房环境和温度适

宜，为 IT 设备提供合适温度。个别医院因机房小，无法部署专用空调，使用壁挂式民用空调。详见图 5-9。

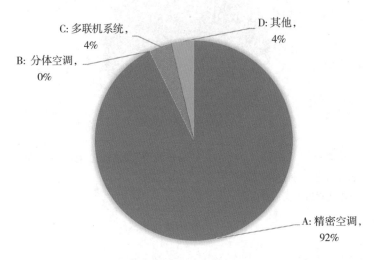

图 5-9　机房空调类型

（四）是否部署冷水机柜

北京地区医院因位置原因均未部署水冷机柜，一般采用传统机柜，个别医院使用一体化机柜。详见图 5-10。

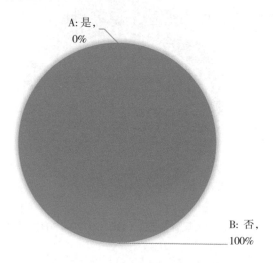

图 5-10　水冷机柜部署

（五）机房消防安全

为保障机房消防安全，目前参与调研的 70.37% 医院均部署了自动报警系统，86.25% 部署了气体灭火系统，同时设置了警笛和灭火系统控制箱等，从多维度确保机房消防安全。详见图 5-11。

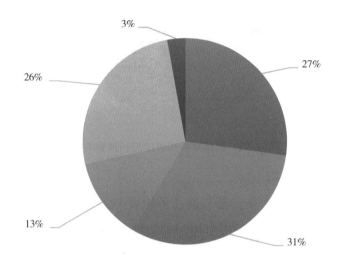

■ A: 设置火灾自动报警系统，符合《火灾自动报警系统设计规范》（GB 50116-2013）

■ B: 设置气体灭火系统，火灾探测器与灭火系统联动

■ C: 设置气体灭火的机房，应配置专用空气呼吸器或氧气呼吸器

■ D: 机房内应设置警笛，门口上方应设置灭火显示灯，灭火系统控制箱（柜）应设置在机房外便于操作的地方

■ E: 其他

图 5-11　机房消防设施设置

（六）机房监控和报警系统

因机房为核心系统和数据存储重要区域，目前参与调研的医院 92.59% 均设置环境监控和报警系统，只有 2 家医院因机房占地小、由办公室转为机房等因素未部署环控和报警系统。详见图 5-12。

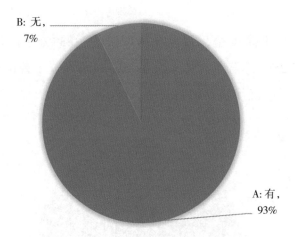

图 5-12　机房环境实时监控和报警系统

（七）机房进出控制

为保障机房消防安全，参与调研的医院只有一家因机房由办公室改造而成等因素，未部署机房进出控制和监控系统。详见图 5-13。

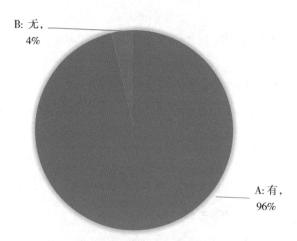

图 5-13　机房进出控制和监控系统

三、服务器建设情况

（一）医院物理服务器规模

医院物理服务器数量具备一定规模，多数医院拥有较多物理服务器数量。服务器在 100 台以上的占 50%，50—100 台占 23%，20—50 台占 27%。详细数据见图 5-14。

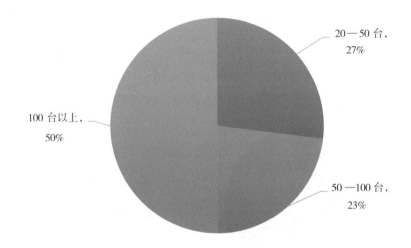

图 5-14　医院物理服务器规模

（二）服务器主要品牌

医院服务器的主要品牌为联想、戴尔、浪潮、华为与新华三。其中多数医院都使用了联想品牌的服务器，近一半医院使用了戴尔、浪潮、华为与新华三品牌的服务器。详细数据见图 5-15。

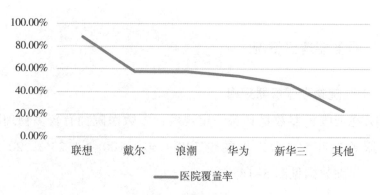

图 5-15　服务器主要品牌

（三）小型机使用情况

接近一半的医院使用了小型机，其中超过一半的医院使用了 4 台及以上的小型机来运行业务系统与灾备系统。详细数据见图 5-16。

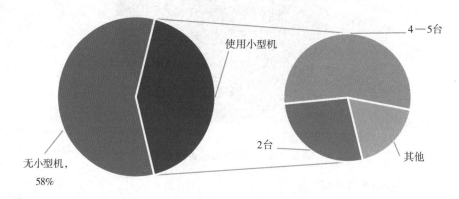

图 5-16　小型机使用情况

（四）服务器平均内存规模

接近一半的医院的服务器平均内存规模为 64G—128G，少数医院的内存规模在 64G 以下。详细数据见图 5-17。

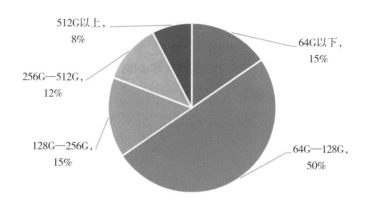

图 5-17 服务器平均内存规模

（五）服务器 GPU 情况

少数医院的服务器使用了 GPU，且 GPU 数量较少，一般不多于 10 块，主要品牌为英伟达。详细数据见图 5-18。

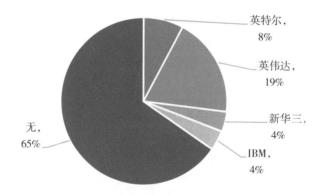

图 5-18 服务器 GPU 情况

（六）服务器更换周期

大多数医院的服务器更换周期为 5—10 年，少数医院会在 5 年以内或者 10 年以上更换服务器。详细数据见图 5-19。

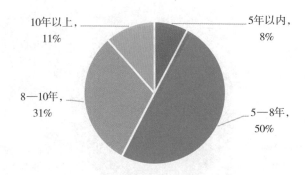

图 5-19　服务器更换周期

四、存储建设情况

（一）目前存储设备容量

根据统计，27 家医院均已填写，其中存储容量 100T 以上的有 20 家医院，存储容量 51—100TB 的有 1 家医院，存储容量 21—50TB 的有 2 家医院，存储容量 11—20TB 的有 1 家医院，存储容量 6—19TB 的有 2 家医院，存储容量 1—5TB 的有 1 家医院。详细数据见图 5-20。

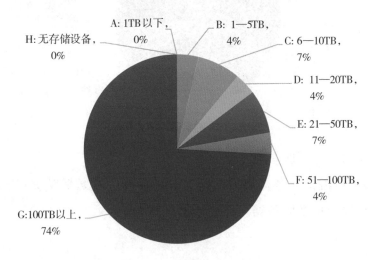

图 5-20　存储设备容量

（二）存储类型

根据统计，一共 27 家医院填写，有 4 家医院未填写规范，23 家医院填写规范，其中块存储、文件存储和对象存储的有 2 家医院，块存储和文件存储的有 8 家医院，仅块存储的有 8 家医院，仅文件存储的有 5 家医院。详细数据见图 5-21。

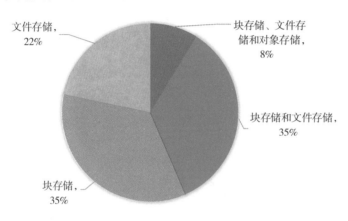

图 5-21　存储类型分析

（三）存储规模（块存储）

块存储空间统计情况：17 家医院有块存储设备，其中存储空间 1PB 以上的有 4 家医院，存储空间 100GB—1000GB 的有 9 家医院，存储空间 100GB 以下的共 4 家医院。详细数据见图 5-22。

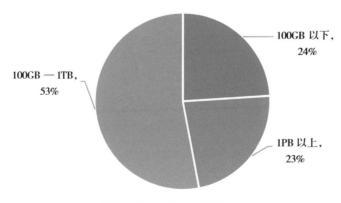

图 5-22　块存储设备容量

（四）存储规模（文件存储）

文件存储空间统计情况：有 15 家医院有文件存储，其中存储空间 1PB 以上的有 2 家医院，存储空间 100GB—1000GB 的医院共 8 家，存储空间 100GB 以下的医院共 5 家。详细数据见图 5-23。

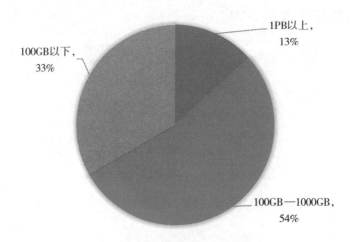

图 5-23 文件存储设备容量

（五）分布式存储或多台存储同步写入架构情况

根据统计，27 家医院均已填写此项。其中采用了分布式存储或多台存储同步写入架构的有 18 家医院，未采用分布式存储或多台存储同步写入架构的有 9 家医院，详细数据见图 5-24。

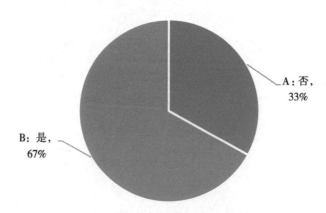

图 5-24 分布式存储或多台存储同步写入架构

（六）存储连续数据保护（CDP）能力

根据统计，27家医院均已填写，其中存储具有连续数据保护能力的有15家医院，存储不具有连续数据保护能力的有12家医院，详细数据见图5-25。

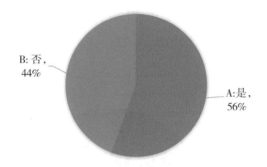

图5-25　存储连续数据保护（CDP）能力

（七）存储灾备能力

根据统计，27家医院均已规范填写，其中有本地和异地数据备份/恢复、数据快照的共10家医院，有本地数据备份/恢复、数据快照的共7家医院，有本地数据备份/恢复的共5家医院，有本地和异地数据备份/恢复的共3家医院，有本地和异地数据备份/恢复、数据快照，云端备份的1家医院。详细数据见图5-26。

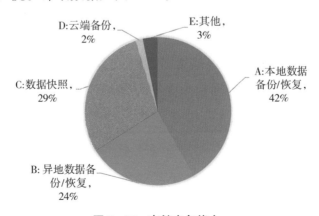

图5-26　存储灾备能力

（八）现有存储平均已使用年限（年）

根据统计，31家医院填写，2家医院未知。存储平均已使用5年的有8家医院，存储平均已使用3年的有4家医院，存储平均已使用6年的有3家医院，存储平均已使用7年的有2家医院，存储平均已使用8年的有8家医院，存储平均已使用10年、5.5年、2年、4年、20年、9年的各有1家医院。详细数据见图5-27。

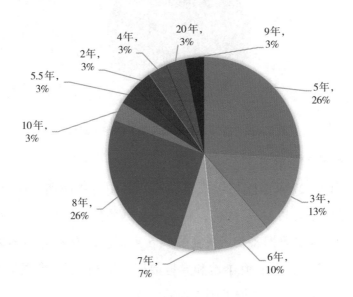

图5-27 存储平均已使用年限

（九）平均扩容周期（年）

根据统计，13家医院规范填写，14家医院未规范填写。13家规范填写的医院中，平均扩容周期为3年的有5家，平均扩容周期为2年的有1家，平均扩容周期为1年的有7家，详细数据见图5-28。

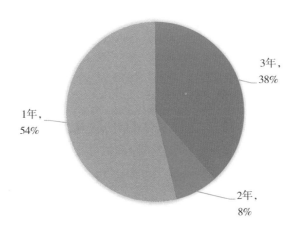

图 5-28　平均扩容周期（年）

（十）每次扩容的容量（TB）

根据统计，13 家医院规范填写，14 家医院未规范填写。13 家规范填写的医院，每次扩容容量 100TB 以上的有 8 家，每次扩容容量 100T 以下的有 5 家。详细数据见图 5-29。

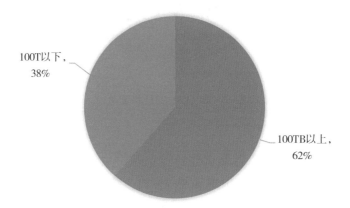

图 5-29　每次扩容的容量

五、网络建设情况

（一）核心交换机情况

经调研分析 27 家医院核心交换机的数量和品牌，新华三 57 台、出现频率 14/27，华为 45 台、出现频率 11/27，思科 32 台、出现频率 4/27，锐捷 4 台、出现频率 2/27。国产化设备占比高。详细数据见图 5-30。

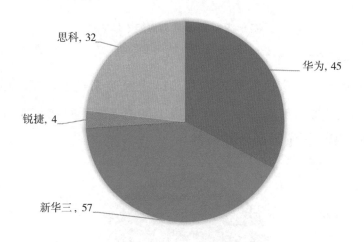

图 5-30　核心交换机汇总

（二）接入交换机情况

经调研分析接入交换机数量和品牌，新华三大约 3702 台、出现频率 16/27，华为大约 1942 台、出现频率 12/27，锐捷大约 200 台、出现频率 1/27，思科大约 450 台、出现频率 4/27，国产品牌更被医院青睐。详细数据见图 5-31。

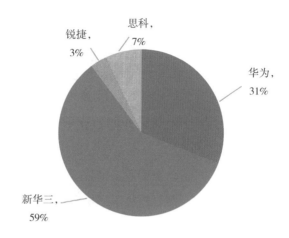

图 5-31　核心交换机汇总

（三）防火墙情况

根据调研结果显示，深信服出现频率 14/27，天融信出现频率 11/27，山石出现频率 7/27，绿盟出现频率 1/27，启明星辰出现频率 1/27，华为 USG 6600 出现频率 7/27，迪普出现频率 1/27，安恒出现频率 1/27，360 网神出现频率 1/27，奇安信出现频率 3/27。使用防火墙品牌种类多而杂，深信服、天融信出现频率更高，更受医院青睐。

（四）MCU 数量和品牌

经调研视频会议系统 MCU 数量和品牌，华为大约 14 台、出现频率 9/27，网动 1 台、出现频率 1/27，思科大约 3 台、出现频率 5/27，视连动力 14 台、出现频率 1/27，全院级 1 台、出现频率 1/27。详细数据见图 5-32。

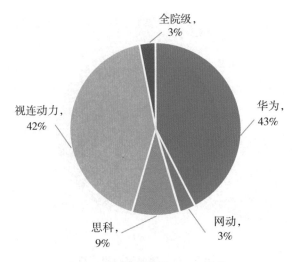

图 5-32　视频会议 MCU 汇总

（五）5G 部署情况

27 家医院大约有 63% 的医院部未署 5G，37% 的医院已部署，在已经部署 5G 的医院中，采用 5G 私有化部署（MEC 部署）的医院有 30%，70% 的医院没有部署。详细数据见图 5-33。

图 5-33　5G 网络部署情况

（六）5G运营商情况

在27家调研单位中，有63%的用户未部署5G，在已经部署5G的医院中，移动占22%，联通占11%，电信4%，移动占比较高。详细数据见图5-34。

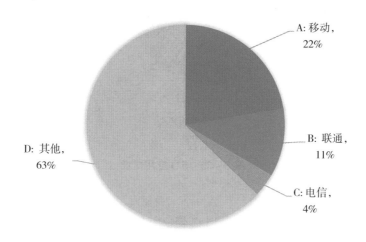

图5-34　5G运营商情况

（七）5G应用开展情况

在已经部署5G的医院中，有50%的医院已开展影像远程诊断类的5G应用，有80%的医院已开展视频交互会诊类的5G应用，有10%的医院已开展重症监护类的5G应用，有10%的医院已开展移动医护终端类的5G应用，有20%的医院已开展信息便民类的5G应用，有10%的医院已开展医疗物联网类的5G应用。

从调研结果中也可以看出，27家医院在远程病理类这一领域均没有涉及，视频交互会诊类最为普及，影像远程诊断类较为普及。详细数据见图5-35。

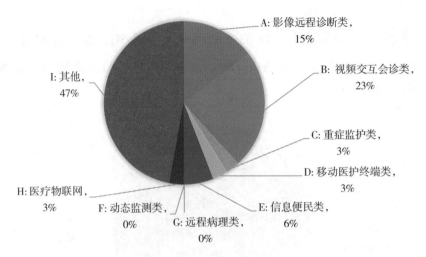

图 5-35 5G 应用情况

（八）网络出口情况

根据调研结果显示，网络出口带宽 11—100M 的医院有 4 家，占比 15%，101M—1G 的医院有 12 家，占比 44%，1G 以上的医院有 11 家，占比 41%。综上所述，从数据分析结果来看，网络出口带宽在 101M—1G 之间的选项是最受欢迎的，其次是 1G 以上的选项，而 10M 及以下的选项相对较少选择。详细数据见图 5-36。

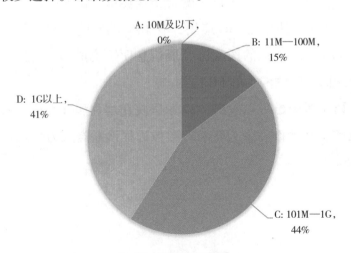

5-36 网络出口情况

（九）互联网接入方式

互联网接入方式的调研结果显示：19%的医院使用VPN接入；7%的医院使用ADSL接入；3%的医院使用ISDN接入；12%的医院使用DDN专线接入；7%的医院使用教育网光纤接入；52%的医院使用光纤接入。详细数据见图5-37。

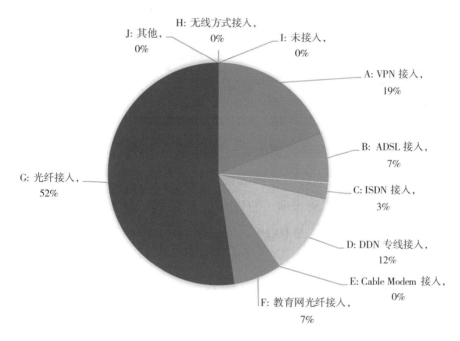

5-37　互联网接入方式分布图

（十）互联网接入商

医院互联网接入商主要为电信、联通、移动。电信用户量最多，其次为联通。很多用户基于安全冗余考虑，至少会选择两家运营商。详细数据见图5-38。

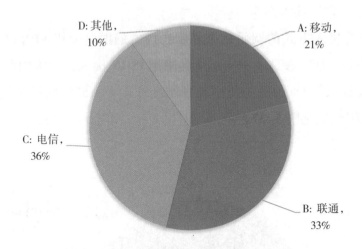

5-38　互联网接入商情况

（十一）内外网之间的隔离方式

根据调研结果显示，内外网之间采用的隔离方式包括：防火墙：4家，占 14.8%；下一代防火墙（NGFW）：6家，占 22.2%；网闸：14家，占 52.9%；其他：3家，占 10.1%。详细数据见图 5-39。

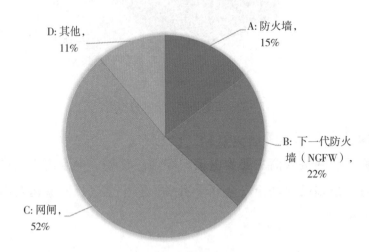

5-39　内外网隔离方式

（十二）安全审计系统情况

根据调研结果，有 85.2% 的医院具有集中安全审计系统，用于监视并记录网络中的各类操作，分析网络中发生的安全事件，14.8% 的医院不具备安全审计系统。

（十三）网络设备保护措施情况

根据调研结果，27 家医院采用的网络设备保护措施主要有以下五种：（1）对登录网络设备的用户进行身份鉴别，用户名必须唯一（92.6% 的医院使用）；（2）对网络设备的管理员登录地址进行限制（74.1% 的医院使用）；（3）口令设置需 3 种以上字符、长度不少于 8 位，定期更换（77.8% 的医院使用）；（4）具有登录失败处理功能，失败后采取结束会话、限制非法登录次数和网络登录连接超时自动退出等措施（63% 的医院使用）；（5）启用 SSH 等管理方式，加密管理数据（59.3% 的医院使用）。

（十四）恶意代码防范措施

根据调研结果，在 27 家医院中，有 24 家医院有恶意代码防范能力，其能力包括具有终端和服务器恶意代码防范措施，具有入侵防护 / 入侵检测系统、具备已知威胁发现能力，具有网络流量恶意代码防范措施及新型和未知威胁发现能力。其中，具有终端和服务器恶意代码防范措施的医院有 31%；具有入侵防护 / 入侵检测系统、具备已知威胁发现能力的医院有 42%；具有网络流量恶意代码防范措施及新型和未知威胁发现能力的医院有 22%。详细数据见图 5-40。

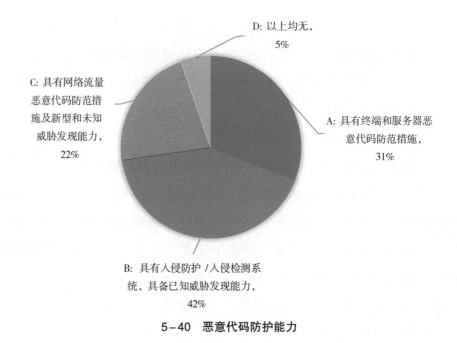

D: 以上均无，5%

C: 具有网络流量恶意代码防范措施及新型和未知威胁发现能力，22%

A: 具有终端和服务器恶意代码防范措施，31%

B: 具有入侵防护 /入侵检测系统，具备已知威胁发现能力，42%

5-40　恶意代码防护能力

六、终端和外设情况

随着科技的进步和信息化的发展，医院终端设备和外设在医疗服务中发挥着越来越重要的作用。为了更好地了解北京市各医院终端设备和外设的使用情况，本报告对 27 家北京范围内医院终端设备和外设使用情况进行了调研。

（一）终端使用年限和更换周期

根据调研结果显示，各家医院的终端使用年限大多在 5 年以上，最长使用年限可达 10 年。各家医院的终端设备的更换周期也有所不同，主要集中在 5—8 年这个区间。详见表 5-1。

表 5-1 北京市医院信息终端设备使用情况

编号	终端数量	使用年限	更换周期
1	1500 台	5 年	8 年
2	5000 台	8 年	10 年
3	1000 台	5 年	7 年
4	230 台	5 年	10 年
5	1000 台	10 年	不定期
6	1000 台以上	5 年	无固定年限
7	—	6 年	8 年
8	4194 台	8 年	8—10 年
9	3600 台	6 年	8 年
10	3500 台	4 年	8 年
11	800 台	4 年	8 年
12	2000 台以上	2—3 年	5—8 年
13	5120 台	3 年	8 年
14	2000 台	4 年	5 年
15	—	6 年	6 年
16	—	8 年	8 年
17	425 台	7 年	8 年
18	3000 台	5 年	7 年
19	539 台	7 年	10 年
20	7000 台	4 年	5 年
21	3000 台以上	—	10 年
22	1800 台	—	10 年
23	6012 台	7 年	7 年
24	2500 台	8 年	6 年

续表

编号	终端数量	使用年限	更换周期
25	2000 台	5 年	5 年
26	5000 台	未知	8 年
27	3061 台	7 年	8 年

（二）打印类外设情况

根据调研结果显示，各家医院的打印类外设主要包括条码打印机、针式打印机、激光打印机、胶片打印机等。详见表5-2。

表5-2　北京市医院打印外设设备使用情况

编号	外设种类
1	条码打印机、针式打印机、激光打印机、胶片打印机
2	激光打印机
3	条码打印机、激光打印机、胶片打印机
4	条码打印机、针式打印机、激光打印机、胶片打印机
5	条码打印机、针式打印机、激光打印机、胶片打印机
6	条码打印机、针式打印机、激光打印机、胶片打印机
7	条码打印机、针式打印机、激光打印机、胶片打印机
8	条码打印机、针式打印机、激光打印机、胶片打印机
9	条码打印机、激光打印机、胶片打印机
10	条码打印机、针式打印机、激光打印机、胶片打印机
11	条码打印机、针式打印机、激光打印机、胶片打印机
12	条码打印机、针式打印机、激光打印机、胶片打印机
13	条码打印机、针式打印机、激光打印机、胶片打印机
14	条码打印机、激光打印机、胶片打印机

续表

编号	外设种类
15	条码打印机、针式打印机、激光打印机、胶片打印机
16	针式打印机、激光打印机、胶片打印机
17	条码打印机、针式打印机、激光打印机、胶片打印机
18	条码打印机、激光打印机、胶片打印机
19	条码打印机、针式打印机、激光打印机、胶片打印机
20	条码打印机、针式打印机、激光打印机、胶片打印机
21	条码打印机、针式打印机、激光打印机、胶片打印机
22	条码打印机、针式打印机、激光打印机、胶片打印机
23	条码打印机、针式打印机、激光打印机、胶片打印机
24	条码打印机、针式打印机、激光打印机、胶片打印机
25	条码打印机、针式打印机、激光打印机、胶片打印机
26	条码打印机、激光打印机
27	条码打印机、针式打印机、激光打印机、胶片打印机

七、运维和投资情况

（一）IT 基础设施运行维护方式

根据调研结果显示，各家医院的 IT 基础设施运行维护方式主要有自行维护、原厂商维护以及第三方厂商维护三种方式，三种方式的占比相对均衡。详见图 5-41。

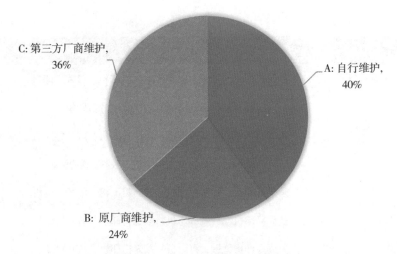

图 5-41 IT 基础设施运行维护方式

（二）医院信息化运维资金来源

医院信息化运维资金来源的主要方式为"本院自筹"，占比达 61%，上级财政专项经费占比也较大，为 21%。详细数据见图 5-42。

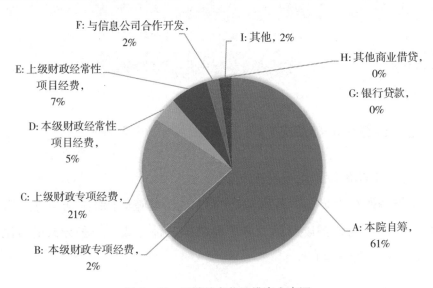

图 5-42 医院信息化运维资金来源

（三）2023 年度运维投资

根据调研结果显示，2023 年度运维投资（不含新建新购的建设费用）情况，明确反馈了运维费用大于 300 万元的医院为大部分，占比为 33%。详细数据见图 5-43；

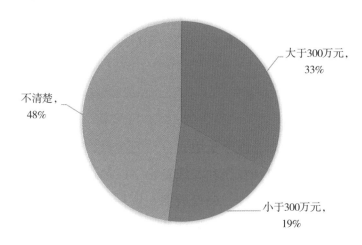

不清楚，
48%

大于300万元，
33%

小于300万元，
19%

图 5-43　医院 2023 年度运行维护费用（万元／年）

第三节　基础设施对医疗服务质量的影响分析

一、机房相关

个别医院因空间小，没有独立的数据中心机房，未部署环境监控和机房进出系统，存在较大的消防和生产安全隐患。目前大部分医院机房占地面积较小，但由于医院的特殊性，数据安全合规性要求较高，数据不可出院，机房空间大小在一定程度上制约了信息化井喷式增长的需求。

二、服务器相关

加强服务器生命周期管理，合理使用虚拟化、超融合等备份容灾技术，提升服务器容错能力，保障业务系统运行。如果业务系统直接运行在物理服务器中，应做好系统应急准备，并尽早对老旧服务器进行替换。

三、存储相关

针对医院信息基础设施中集中式存储的特点，建议医院实施多层次跨设备的备份策略，包括在线和离线备份，以及远程灾难恢复备份。进一步增加存储系统的冗余性，确保数据在硬件故障时不丢失。同时对于医院数据量飞速增长的特点，定期评估存储需求，预测未来增长，并据此规划升级，建议医院选择扩展性高的存储解决方案，以便随着数据量的增长，可以在不影响现有业务的情况下增加存储容量。

加强存储设备的实时监控系统，定期进行性能评估，优化存储设备配置以提高效率。制定和实施详细的灾难恢复计划，以应对自然灾害、网络攻击或硬件设备故障等紧急情况。定期进行灾难恢复演练，确保恢复计划的有效性。

四、网络安全相关

在网络安全方面，通过调查结果可发现现在存在的一些挑战和问题。

首先，网络设备的防护措施需要加强，因为存在弱口令、防窃听、非法登录限制等问题。这些漏洞可能被黑客利用，对网络安全构成威胁。为了解决这些问题，建议重点加强对信息基础设施和平台的管理力度，加强口令管理，防止非法登录和数据窃听。

其次，互联网出口带宽速率有待提高。随着用户数量的增加和应用的复杂化，现有的带宽速率可能无法满足需求。这可能导致网络拥堵和延迟，影响用户体验和业务运行。因此，医院需要提前规划升级互联网出口带宽，提高数据传输速度和稳定性。在5G技术的应用方面，尽管已经取得了一些进展，但普及率仍然不高，且应用场景较为单一。目前主要集中在远程交互的音视频类应用，例如视频交互会诊、远程影像诊断等。然而，5G技术还有更多潜力可挖掘，以更好地发挥其优势。

最后，需要提高对网络流量的恶意代码防范措施和新型未知威胁的发现能力。现有的安全防御体系可能无法应对复杂多变的网络攻击和威胁。因此，需要加强对网络流量的监控和分析，提高对新型未知威胁的检测和防范能力。同时，关注数据传输过程中的加密措施，有效保障网络内部数据传输的安全性也是至关重要的。通过加强数据加密措施，可以有效防范数据被窃取或篡改的风险。

五、终端和外设相关

老化问题：部分设备已经使用较长时间，接近甚至超过使用年限，可能存在性能下降和故障率大幅增加等问题。

维护问题：虽然有原厂商和第三方厂商进行维护，但随着设备数量的增加，维护工作量也会相应增加。医院终端设备和外设的数量众多，分布在各个科室和楼层，维护起来非常困难。一些设备可能因为缺乏及时的维护而出现故障，影响医疗工作的正常进行。

更新与升级：考虑设备的平均使用年限和更换周期，医院应制订合理的设备更新与升级计划，确保医疗信息化技术发展的同步。

数据安全与防护：随着医疗信息化的发展，数据安全问题日益突出。

建议医院加强数据备份与恢复机制，实施有效的访问控制和安全存储机制，以确保数据的安全。

资源浪费：医院终端设备和外设的数量庞大，如果管理不善或者使用不当，很容易造成资源浪费。例如，一些设备可能长期处于闲置状态，没有得到充分利用；一些设备可能因为过时或者损坏而无法使用，但医院却没有及时更新或更换。

六、基础设施运维相关

维护成本高：如采用自行维护的方式对于医院来说需要投入大量的人力、物力、财力，包括技术人员的工资、培训费用、设备采购和维护费用等。

维护效率低下：医院的技术人员在同时处理多个问题的时候，导致维护效率低下，此外，由于缺乏专业的 IT 基础设施维护工具，可能会延长故障处理时间，影响医院的正常运营。

响应速度：如采用原厂商维护的方式对医院 IT 基础设施维护，尽管原厂商对其产品有较深入的了解，但是在提供维护服务时，可能会因为各种原因（如地域分布、人员配置等）导致响应速度较慢，或服务质量不稳定，这对于需要快速解决技术问题的医院来说，有较大的问题。

技术锁定：原厂商可能会利用其专有技术或系统架构，使得医院在后期维护、升级或扩展时只能依赖该厂商。这种技术锁定限制了医院的选择自由，可能导致长期的高昂维护费用。

服务质量：不同的第三方厂商在技术水平、服务质量、响应速度等方面可能存在差异。如果医院选择的第三方厂商在这些方面表现不佳，可能会影响到医院的正常运营。

安全风险：引入第三方厂商进行 IT 基础设施维护可能增加信息安全风险。第三方厂商的员工可能接触到医院的敏感数据，如果其内部安全管理不善或存在恶意行为，可能导致数据泄露或系统被攻击。

运维技术落后：一些医院可能由于资金、技术或其他原因，导致运维技术落后。这可能导致医院的系统无法跟上医疗业务的发展需求，影响医疗工作的效率和患者体验。此外，落后的运维技术也可能导致系统安全性风险增加，对医院的信息安全构成威胁。

第四节　医疗机构基础设施的优化与升级策略

一、加大信息化基础设施投入

为了确保信息系统的稳固和安全发展，建议医院持续重视并增加信息化基础设施的投资占比。通过增强底层建设的投入和保障，可以为信息系统提供一个更加坚实的基石，从而显著提升系统的稳定性和安全性。

二、加强服务器生命周期管理

建议加强服务器生命周期的管理，包括合理采用虚拟化、超融合等备份容灾技术，以提升服务器的容错能力，确保关键业务系统的连续运行。对于直接在物理服务器上运行的业务系统，应制定周全的应急准备方案，并对老旧服务器进行及时替换，以避免潜在的风险。

三、增强网络安全管理

建议增强系统设置和口令管理，升级互联网出口带宽，并积极探索5G技术的应用场景。同时，提升对恶意软件的防御能力和对新型未知威胁的检测能力，加强数据传输的加密措施，以确保网络安全。此外，持续关注网络安全领域的最新动态和技术进展，及时调整和完善安全策略，为网络安全提供保障。

四、终端和外设更新

各医院应考虑逐步更新医疗设备，以保障医疗服务的连续性。对于已达到或接近更换周期的设备，应提前做好预算、规划采购，以保证及时更新。对于无固定更换年限的设备，建议与供应商建立定期维护和检查机制，确保设备稳定运行。在采购新设备时，应优先考虑那些技术先进、性能高效、能耗较低的选项，以提高医疗服务质量并降低运营成本。同时，鼓励医院进行设备清查，以优化设备管理和维护，并采用自动化的工具和手段提升效率。

五、基础运维管理

IT 基础设施、信息系统以及网络系统的稳定运行及其数据的准确、及时、完整、可靠已经成为医院是否能顺利运营和发展的重要条件，建议医院对现有基础设施的运维和管理流程进行全面审查和评估，在此基础上优化运维流程，简化操作，并制定统一的运维标准和规范，建立有效的监控和预警系统，及时解决潜在问题。同时，制订设备检查计划，定期维护，确保设备长期稳定运行，并建立维修和更换档案，合理记录管理。

六、数据安全管理

医院应建立健全的数据安全管理制度和技术防护体系，对关键数据进行加密处理，限制访问权限，确保数据在传输和存储过程中的安全。定期进行数据备份和恢复演练，保障数据安全性和可靠性。

七、加强一体化自动化运维管理系统建设

建议医院加强全方位的一体化自动化运维管理系统的建设，以应对医院业务对 IT 系统平稳运行的要求。通过自动化运维管理体系建设，协助识别故障隐患，快速定位问题根源，并了解 IT 事件对业务的影响，以此提升维护质量、管理效率，减少人力资源消耗，保障 IT 系统能够实现 7×24 小时的不间断高效运行，从而进一步确保 IT 基础设施、信息系统和网络系统的稳定运行及其数据的准确性、及时性、完整性和可靠性，这对医院的安全运营和发展至关重要。

八、队伍建设与人才培养

在团队建设和人才培养方面，医院应着重加强信息基础设施管理人员队伍的建设，以适应医院信息化发展的需求。包括制订长期的人才培养和发展计划，培养信息技术人员的专业技能、管理能力，以确保团队能够有效地支撑医院信息化建设和运维管理。另外，加强人员培训，包括内部培训和外部培训。内部培训可以通过经验分享、工作坊和内部讲座等形式进行；外部培训则可以通过参加专业培训课程、研讨会和行业会议等方式，让运维管理人员能够不断学习新的信息技术和管理理念。

第六章 北京市医疗机构网络安全面临的挑战

医疗行业是我国基础民生行业，与国民的生活健康息息相关。随着信息技术的快速发展，医疗信息化逐步成为支撑医疗行业发展的一个重要因素，医疗信息系统在医疗过程中的应用已经成为医疗服务的必要手段之一。

近年来，随着《国务院办公厅关于促进和规范健康医疗大数据应用发展的指导意见》（国办发〔2016〕47号）、《关于深入推进"互联网＋医疗健康""五个一"服务行动的通知》（国卫规划发〔2020〕22号）等政策文件的出台，以及云计算、大数据、人工智能等新型技术的发展，智慧医疗迎来蓬勃发展，新的业务形态不断出现。与此同时，各类新技术、应用的出现使得医疗行业网络和数据安全管理面临越来越多的挑战。医疗网络安全问题直接关系到患者的个人隐私、医疗质量和医疗机构的声誉。因此，加强医疗机构网络安全建设，保障医疗数据的安全和可靠性，已成为医疗机构高质量发展的基石。

基于此，北京市卫生信息职工技术协会网络与数据安全专委会通过北京医疗机构网络和数据安全建设情况，梳理医疗行业面临的安全核心问题，全面了解北京市医疗机构网络安全的现状，识别潜在的风险和威胁，提出解决方案和建议，形成《北京医疗机构网络和数据安全调研报告》，帮助北京市医疗机构了解当前行业网络和数据安全挑战和趋势，加强安全管理和风险防范能力，提高医疗服务的质量和效率。

第一节 医疗行业网络安全概况

一、网络安全态势不容乐观

近年来，医疗行业成为黑色产业关注的主要对象。据统计，2017年暴发的勒索病毒，有29%发生在医疗行业。而医疗行业与其他行业有所不同，其医疗信息系统之间往往存在连带性质，其中任何一个环节如果出现问题，对医院正常开展诊疗服务都会造成不同程度的影响，例如叫号系统，看似这个系统不太关键，但是如果叫号系统出现故障，医院的门诊业务将会受到极大的影响，而且一旦勒索病毒感染关键应用业务或数据库服务器，其加密行为将会导致核心业务系统不可用，严重的甚至会造成数据的不可逆损毁与丢失，给医院的运营带来灾难性的后果。

另外，随着智慧医疗、互联网医疗概念的普及，医院开展的各项业务触手越来越长，其业务系统从院内服务逐步向个人终端、互联网以及先关机构覆盖，但是同时暴露的攻击面也越来越大，不规范的应用开发导致的漏洞越来越多，例如应用程序中包含的第三方组件可能原生存在漏洞，不对输入的数据进行格式内容校验、对个人信息数据的采集不符合国家规定标准等。但是这些应用又承载着患者、医生、医院的重要敏感数据，一旦被不法分子利用漏洞进行进一步的渗透及破坏，会发生严重的数据泄露事件。

二、行业网络安全立法趋严

2016 年 12 月 27 日，经中央网络安全和信息化领导小组批准，国家互联网信息办公室发布的《国家网络空间安全战略》，阐明了我国关于网络空间发展和安全的立场。2017 年 6 月 1 日《中华人民共和国网络安全法》正式实施，系列配套的法律法规和标准规范逐渐发布实施，形成相对完善的网络安全法律法规和标准体系。2019 年 5 月，公安部正式发布《信息安全技术网络安全等级保护基本要求》等网络安全等级保护制度 2.0 相关的系列国家标准，针对新的安全形势提出了新的安全要求，标准覆盖度更加全面，安全防护能力有很大的提升。2019 年 12 月，关键信息基础设施网络安全标准开展试点，其在网络安全等级保护的基础上对医疗等公共服务提出了更高的网络安全要求。2020 年 6 月，《关键信息基础设施安全保护条例》列入国务院立法工作计划。随着数字时代的到来，数据成为重要的生产要素，《中华人民共和国数据安全法》和《中华人民共和国个人信息保护法》为数据安全和个人隐私、个人信息保护提供法律保障。

在严格落实国家网络安全政策的基础上，作为数据医疗领域主管部门，国家卫生健康委近年来相继颁布一系列部门规章和规范性文件，推动健康医疗行业网络安全治理水平提升。2018 年 4 月，发布《关于印发全国医院信息化建设标准与规范（试行）的通知》（国卫办规划发〔2018〕4 号），对二级以上医院的数据中心安全、终端安全、网络安全及容灾备份提出要求。2018 年 9 月，发布《国家健康医疗大数据标准、安全和服务管理办法（试行）》（国卫规划发〔2018〕23 号），明确责任单位应当落实网络安全等级保护制度要求，对相关网络开展定级、备案、测评等工作。2019 年 3 月，发布《关于落实卫生健康行业网络信息与数据安全责任的通知》（国卫办规划发〔2019〕8号），明确卫生健康领域网络信息与数据安全的职责分工和主体责任，推动建立和落实网络安全的工作领导责任制及相关方责任，严格执行网络信息与数据安全的责任追究制。2019年12月，我国颁布了卫生健康领域第一部基础性、综合性法律《中华人民共和国基本医疗卫生与健康促进法》，明确国家采取措施推进医疗卫生机构建立健全信息安全制度，保护公民个人健康信息安全，对医疗信息安全制度、保障措施不健全、导致信息泄露和非法损害公民个人健康信息的行为进行处罚。2022年国家卫生健康委、国家中医药局、国家疾控局印发《医疗卫生机构网络安全管理办法》，明确了各医疗卫生机构网络及数据安全管理基本原则、管理分工、执行标准、监督及处罚要求，体现了统筹安全与发展的总体平衡，与此前出台的一系列政策法规一脉相承，为医疗卫生机构指明了网络安全管理的总方向。

综上所述，医疗行业网络安全监管政策是以《中华人民共和国网络安全法》为基本法，以等级保护制度为基础，形成覆盖数据、密码、个人信息、互联网安全、医疗业务安全等多维度的网络安全监管体系。

第二节　北京市医疗机构网络安全现状

一、参与调研医疗机构的基本情况

根据国家卫生健康委员会编写的《2022中国卫生健康统计年鉴》，北京市医院数量共计191家，按照医院级别划分，三级医院、二级医院、一级医院的数据分别为87家、55家、49家。

参与本次调研有效问卷34份，占比全市二级及以上医疗机构（不含部队医院）23.24%；其中三级甲等医院30家，占总体问卷的88.24%。

（一）信息化及网络安全人员情况

参与本次调研医院中心人数情况，0—10人的有9家，占比26.47%；10—20人的有16家，占比47.06%；20—50人的有7家，占比20.59%；50—100人的有1家，占比2.94%；100人以上的有1家，占比2.94%，详见图6-1。

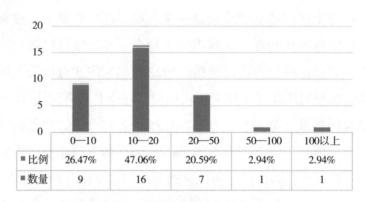

	0—10	10—20	20—50	50—100	100以上
■比例	26.47%	47.06%	20.59%	2.94%	2.94%
■数量	9	16	7	1	1

图6-1　医院信息中心人数情况

信息中心从事网络安全的专业人数均未超过10人。外部驻场人数主要分布在0—10人区间内，详见图6-2。

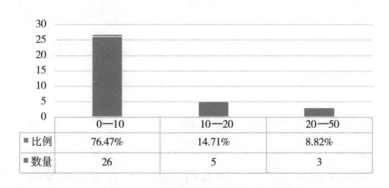

	0—10	10—20	20—50
■比例	76.47%	14.71%	8.82%
■数量	26	5	3

图6-2　医院信息外部驻场人数情况

（二）信息化建设及等级参评情况

参与本次调研医院当前电子病历应用水平分级等级情况：未参评的医疗机构有2家，占比5.88%；当前电子病历应用水平分级等级为2级的有 1 家，占比 2.94%；当前电子病历应用水平分级等级为 3 级的有 7 家，占比 20.59%；当前电子病历应用水平分级等级为 4 级的有 16 家，占比 47.06%；当前电子病历应用水平分级等级为 5 级的有 5 家，占比 14.71%；当前电子病历应用水平分级等级为 6 级的有 2 家，占比 5.88%；当前电子病历应用水平分级等级为 8 级的有 1 家，占比 2.94%，详见图 6-3。

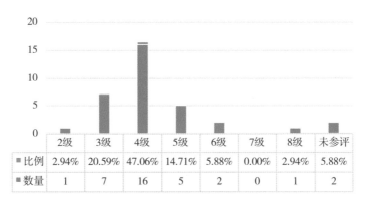

	2级	3级	4级	5级	6级	7级	8级	未参评
■比例	2.94%	20.59%	47.06%	14.71%	5.88%	0.00%	2.94%	5.88%
■数量	1	7	16	5	2	0	1	2

图 6-3　当前电子病历应用水平等级情况

参与本次调研医院当前密码建设与评估情况：25 家未开展国产密码建设及评估工作，占比 73.53%；7 家已经开展国产密码建设但未开展密码评估，占比 20.59%；2 家已经开展国产密码建设和评估工作，占比 5.88%，详见图 6-4。

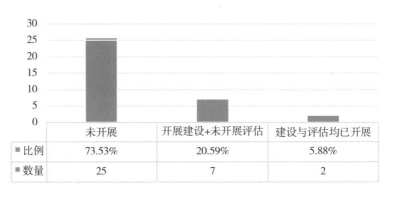

	未开展	开展建设+未开展评估	建设与评估均已开展
■比例	73.53%	20.59%	5.88%
■数量	25	7	2

图 6-4　医院密码建设与评估情况

二、网络和数据投入和建设情况

参与本次调研医院网络和数据安全投入和建设情况：1家网络和数据安全整体建设情况处于空白状态，占比2.94%；21家已经建立了网络安全体系但是未建立数据安全体系，占比61.76%；12家已经建立了完备的网络安全和数据安全体系，占比35.29%；均未形成较成熟的安全免疫力及安全能力外溢。网络安全投入占整个信息化投入的比例主要分布的5%—10%的区间内，占比23.53%，详见图6-5、图6-6。

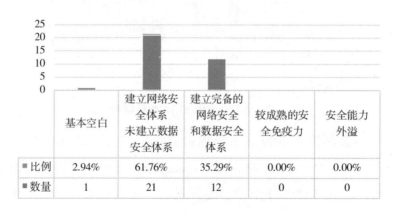

	基本空白	建立网络安全体系未建立数据安全体系	建立完备的网络安全和数据安全体系	较成熟的安全免疫力	安全能力外溢
比例	2.94%	61.76%	35.29%	0.00%	0.00%
数量	1	21	12	0	0

图6-5 医院网络和数据安全整体建设情况

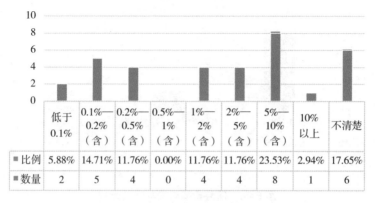

	低于0.1%	0.1%—0.2%（含）	0.2%—0.5%（含）	0.5%—1%（含）	1%—2%（含）	2%—5%（含）	5%—10%（含）	10%以上	不清楚
比例	5.88%	14.71%	11.76%	0.00%	11.76%	11.76%	23.53%	2.94%	17.65%
数量	2	5	4	0	4	4	8	1	6

图6-6 网络安全投入比例

参与本次调研医院信息系统开发情况：1 家医院内部信息系统均自研开发，占比 2.94%；1 家医院的信息系统采用的是自建为主，采购为辅的模式，占比 61.76%；多数医院采用的是外部采购方式，占比 76.47%；部分医院采用的是外部采购为主，部分内部自研的方式，占比 17.65%，详见图 6-7。在等级保护测评方面，86.29% 的医院定级为第三级的信息系统每年开展等级保护测评；38.24% 的医院定级为第二级的信息系统均开展过等级保护测评；11.76% 的医院定级为第二级的信息系统未开展过测评，详见图 6-8。

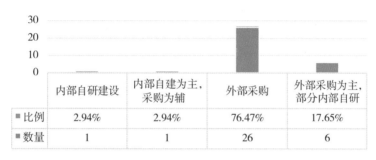

	内部自研建设	内部自建为主，采购为辅	外部采购	外部采购为主，部分内部自研
■ 比例	2.94%	2.94%	76.47%	17.65%
■ 数量	1	1	26	6

图 6-7　医院信息系统开发

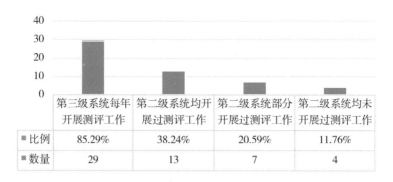

	第三级系统每年开展测评工作	第二级系统均开展过测评工作	第二级系统部分开展过测评工作	第二级系统均未开展过测评工作
■ 比例	85.29%	38.24%	20.59%	11.76%
■ 数量	29	13	7	4

图 6-8　等级保护测评情况

参与本次调研医院有 6 家 2023 年度从未开展过全院网络安全意识培训，占比 17.65%；20 家医院全年举办过一次全院网络安全意识培训，占比 58.82%；1 家医院 2023 年度举办过 5 次以上全院网络安全意识培训，占比 2.94%，详见图 6-9。在网络安全事件方面，有 12 家医院 2023 年度遭受过网络攻击，占比 35.29%，遭受的网络攻击类型，主要包括病毒木马攻击，勒索病毒、钓鱼攻击，详见图 6-10、图 6-11。

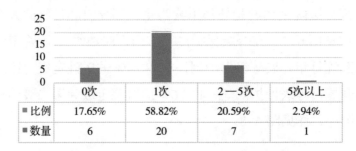

	0次	1次	2—5次	5次以上
▪比例	17.65%	58.82%	20.59%	2.94%
▪数量	6	20	7	1

图 6-9　全院范围的网络安全意识培训次数

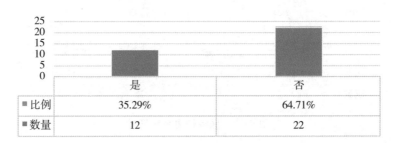

	是	否
▪比例	35.29%	64.71%
▪数量	12	22

图 6-10　遭受网络攻击情况

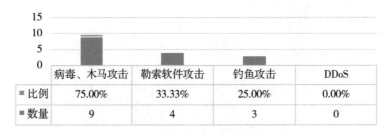

	病毒、木马攻击	勒索软件攻击	钓鱼攻击	DDoS
▪比例	75.00%	33.33%	25.00%	0.00%
▪数量	9	4	3	0

图 6-11　遭受攻击类型

三、从业人员对网络和数据安全认知

参与本次调研的从业人员认为现阶段网络和数据安全的主要挑战包

括经费有限、专业人员不足、领导不够重视、部门间壁垒、新技术不会使用，占比分别为88.24%、85.29%、26.47%、23.53%、20.59%，详见图6-12。

参与本次调研的从业人员认为网络和数据安全工作的主要价值为满足合规要求以及保障重要阶段的安全工作零事故，详见图6-13。

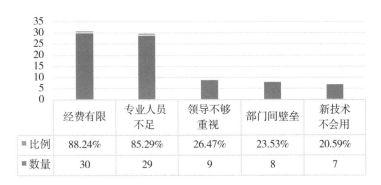

	经费有限	专业人员不足	领导不够重视	部门间壁垒	新技术不会用
比例	88.24%	85.29%	26.47%	23.53%	20.59%
数量	30	29	9	8	7

图6-12 网络和数据安全的主要挑战

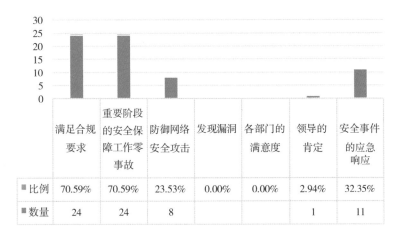

	满足合规要求	重要阶段的安全保障工作零事故	防御网络安全攻击	发现漏洞	各部门的满意度	领导的肯定	安全事件的应急响应
比例	70.59%	70.59%	23.53%	0.00%	0.00%	2.94%	32.35%
数量	24	24	8			1	11

图6-13 网络和数据安全工作价值

参与本次调研的从业人员认为未来两年对医院网络安全的主要威胁来自数据合规使用（占比73.53%）、数据交易与共享（占比44.12%）、内部人员的安全素养不足（占比41.18%）、勒索病毒（29.41%）、引入的新安全架构的风险（8.82%）以及强监管处罚（占比2.94%），详见图6-14。

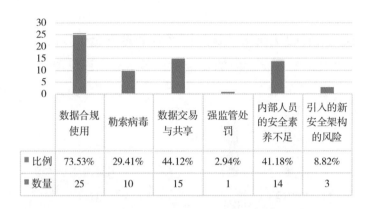

图6-14　未来两年对医院网络安全的威胁

参与本次调研的从业人员认为提高医疗机构网络安全的关键措施包括提高员工网络安全意识（占比100%）、完善网络安全管理制度（占比94.12%）、引进先进的网络安全设备和技术（占比91.18%）、加强对网络安全人员的培养（占比94.12%），详见图6-15。

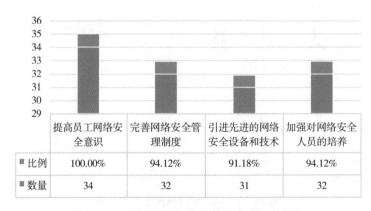

图6-15　提高医疗机构网络安全的关键措施

第三节　医疗机构网络和数据安全风险与挑战

一、智慧互联，防护边界把控不足

我国的医疗体系正在深化改革，为了更好地便民服务、提高医疗效率、提升医疗资源的平衡利用，国家正在加强互联网医疗、区域医疗、联合诊疗、医药统筹等措施，再加上原本就需要的医保联网、卫健信息上报、健康信息平台数据上报等要求，医院的信息不仅在院内存储，还要大量地流动到上级管理部门、兄弟单位、第三方医疗合作机构。

随着智慧医疗快速发展，医疗机构数据接口需要整合大量系统来实现业务彼此之间的交互。网上挂号、在线问诊、电子病历、AI 影像等移动医疗为人们带来了诸多便利。同时，院内业务、监管单位、医保支付等互联互通；医联体、医共体、远程医疗区域协同；互联网医院、银行支付、第三方支付、微信小程序和公众号移动类应用的生态圈的快速发展。医疗系统通过 API 的交互和众多上下游单位、生态圈伙伴密不可分，沉淀了大量敏感数据。病历数据，患者个人信息等众多敏感数据通过 API 接口暴露到互联网中。此外，数据接口资产难以理清，系统使用人员对数据安全业务状况不明确等加剧了医疗数据泄露的风险。

二、患者信息多，防护不到位

医院经过多年的信息化建设，已经具备了 HIS（医院信息系统）、PACS（医学影像系统）、LIS（检验信息系统）、RIS（放射信息系统）、CIS（临床信息系统）、EMR（电子病历系统）、CDSS（临床辅助决策支持系统）等与患者诊疗密切相关的 IT 系统。这些信息系统后端存储着大量的患者个人信息（如身份证号、家庭住址、家庭关系、医保卡号、银行卡号等）以及患者诊疗信息（检查、检验、病症、处方等）。这些信息对于个人来讲非常重要，其泄露可能会给患者带来家庭纠纷、社会歧视甚至威胁人身安全；这些信息具有巨大商业价值，是医药、保健、保险、广告等商业机构高度关注的数据。

随着等保的推动与落地，大多数医院系统已经有了明确的等保定级，再加上医院系统定级必须要通过等保整改评估，在过去的十多年，医院在网络安全建设上投入较大，在边界网络防护、攻击风险监测、防病毒、身份认证、通讯加密等维度上都取得了一定的成果，使医院的网络防护体系建设相对成熟。

在数据安全上，尚处于起步阶段。在过去主要是与等级保护要求相关的数据库审计有了较为普遍的建设落地，个别领先的医院在数据脱敏和数据的运维管控上有了投入。但从整体来看，与《中华人民共和国个人信息保护法》《中华人民共和国数据安全法》以及《网络数据安全管理条例（征求意见稿）》的数据安全体系建设要求还相去甚远。

三、安全政策日趋完善，合规风险增加

随着《中华人民共和国网络安全法》《中华人民共和国数据安全法》《中华人民共和国个人信息保护法》等法律法规相继出台，医疗行业迫切需要统一规范指引，健全完善网络安全、数据安全相关防控协同机制。

2022 年 8 月 29 日，国家卫生健康委、国家中医药局、国家疾控局印发《医疗卫生机构网络安全管理办法》，要求"各医疗卫生机构应履行数据安全保护义务，坚持保障数据安全与发展并重，健全数据安全和个人信息保护制度，建立本单位数据分类分级标准，加强数据全生命周期

安全管理工作"。

此外，2021 年 7 月 1 日实施的《信息安全技术　健康医疗数据安全指南》（GB/T 39725–2020）给出了健康医疗数据控制者在保护健康医疗数据时可采取的安全措施。现行的《电子病历系统应用水平分级评价管理办法及评价标准》《医院智慧服务分级评估标准体系（试行）》《医院信息互联互通标准化成熟度测评体系》三大主流测评体系中也强调了数据安全的重要性。

四、软件供应链安全挑战严峻

随着医疗机构信息化的发现，如今，医疗软件的开发模式已经从原来的迭代开发转变为敏捷开发，重塑了医疗软件发展生态，改变了软件的开发模式，据 Gartner 的调查显示，99% 的组织在其信息系统中使用了开源组件，开源软件和组件成为现在软件的主要组成部分。软件供应链攻击呈现出攻击方式多样、攻击面广、影响范围大、隐蔽性强、攻击不可预见等特点，被攻击者覆盖了供应商、使用者、开发者等多个软件参与方，攻击方式包括投毒、依赖混淆、恶意代码注入、制裁、断供、停服等。

如今，医疗机构面对着庞大复杂的软件体系和频发的软件供应链安全事件，攻击者只需要对供应链系统的任一环节攻击成功，即可造成严重的危害。另外，随着智慧医院的推进，部分医院采用了业务上云的模式，软件所面临的安全风险和挑战相比以往更加严峻。

五、安全事件频发，应急响应能力挑战巨大

医院的信息泄露问题是个顽疾，既有黑客入侵医院信息系统或设备，

非法获取数据到暗网售卖的案例，也有与医院有关系的医药机构，与内部人员或第三方运维人员勾结，对信息进行交易。同时亦有医院内部人员的数据安全意识薄弱造成的违规事件，包括网上直播手术过程，把患者信息发送到微信群中以及过度收集患者标识信息等。这些共同构成了医院数据安全新挑战。

六、人员网络安全意识不足

多数情况下，医疗机构的漏洞并非多么高深，而是由相关人员缺乏安全基本意识造成，例如直接通过端口映射的方式在互联网发布关键服务、启用了不使用的系统服务、弱口令。由于业务敏感疏于打补丁等也是医疗行业存在大范围外部攻击暴露面的主要原因。

第四节　医疗机构网络和数据安全建设与发展建议

一、完善安全管理制度，明确各方责任

在行业网络安全强监管的环境中，纵向上理解法律、行政法规、卫健委和公安机关等多层面的监管要求，横向在技术层面上实践网络安全等级保护基本要求，是行业网络安全合规的基本要求。在此基础上，医疗机构通过组建网络安全和信息化领导小组，落实网络安全主体责任，明确信息技术保障和意识形态工作责任边界，提升网络安全防护意识，起到自上而下的推动作用。

各机构的网络安全管理制度的建设是将监管政策本地化的重要环节，

网络安全制度建设是一个漫长且持续的过程，可以最大化地发挥安全系统的效能，串联预防、保障、监控、应急全流程，从根本上提升网络安全能力。在此基础上，加强机房安全建设，完善网络安全架构等这些基础防护是在安全建设落地中首要考虑的，是持续加强安全建设的基石。

二、建立数据安全体系，保障患者数据安全

对于医疗机构的数据安全保护，需要考虑医疗机构常见数据使用场景，如患者诊疗、健康检查、出入院管理，并结合患者和诊疗过程中的数据收集、传输、存储、使用、开发利用、开放共享、委托处理、互联网医疗、数据删除的整个生命周期进行统筹思考。

医疗机构数据安全管理，可以考虑以电子病历数据分级为基础，建立患者数据生命周期安全防护体系，并通过完善安全组织建设、明确各场景的需求、完善管理和技术体系建设，全面保障医疗机构数据安全。

三、建立供应链安全体系，形成管控能力

医疗机构需要完善供应链资产管理和安全检查，借助知识图谱技术厘清企业供应链依赖关系，打造企业自身的软件供应链安全态势感知能力，形成面向软件供应链常态化的管控能力，包括如下几个方面：

（一）建立软件资产台账

医疗机构的软件类型多样，构成复杂，通过建立软件资产台账，能够从软件资产的角度梳理出软件组成信息、供应商信息等内容，在此基础上可以进一步结合已经具备的漏洞预警能力、多维度风险评估和展示能力，建立起对软件的持续监测能力，保证软件资产的安全监测与管理可持续。

（二）供应商安全风险评估与监控

在可信任供应商的基础上，为促进供应商服务的持续改进，保障软件供应链的安全和稳定，需要聚焦威胁防御、管理安全、开发安全、数据安全等方面，常态化地对供应商进行摸排，定期进行风险评估，发现安全风险并要求整改，防止因供应链被攻击所带来的安全问题。

（三）API 风险管理

API 已经成为软件运行阶段的重要依赖，因此在建立软件资产台账的同时结合 API 的安全防护能力，对应用系统的 API 进行持续性的风险监控和安全防护，可以有效弥补软件安全运行阶段安全防护能力不足的问题。

四、积极利用新技术，解决新问题

网络安全作为信息化的重要分支，其核心价值是支撑和促进业务的健康发展。当传统的通用安全解决方案不能完全满足医疗机构业务发展的需求时，这就需要安全技术和服务与健康医疗行业场景进行深度融合，挖掘每个场景的业务特点和安全需求，并针对性地提供解决方案。例如在健康医疗大数据利用层面，医疗机构的强诉求是数据不出本地，这样就需要"联邦学习""安全多方计算"等安全技术手段来支撑"数据可用不可见"的落地。

五、健全应急响应机制，保障应急效果

建立网络安全应急响应预案，进行预案培训与演练，及时修订应急响应预案。保证发生安全事件时，系统运维人员能有步骤、有策略地应对，降低损失。

六、强化人员意识培训，筑牢安全底线

　　建立"千人千面"的网络安全培训体系，依据国家法律法规及本单位网络安全管理制度的要求，结合参加培训人员（职能部门、科研、临床、学生、信息技术人员）特点，借鉴当前网络安全事件，制作与岗位匹配的网络安全培训课程，形成网络安全培训知识库并持续更新，同时开展网络安全意识线上答题，检验培训效果。通过网络安全意识培训，强化全员网络安全认识和意识，提升网络安全相关人员的专业能力，营造出保障网络安全的工作氛围，进一步筑牢安全底线。